Renate Vöhringer | Katharina Kistler

Periphere Fazialisparese

Ein Ratgeber für Betroffene

RATGEBER

für Angehörige, Betroffene und Fachleute

Renate Vöhringer | Katharina Kistler

Periphere Fazialisparese

Ein Ratgeber für Betroffene

Schulz-Kirchner Verlag

Bibliografische Information der Deutschen Bibliothek
Die Deutsche Bibliothek verzeichnet diese Publikation in der Deutschen Nationalbibliografie; detaillierte bibliografische Daten sind im Internet über http://dnb.ddb.de abrufbar.

Besuchen Sie uns im Internet: www.skvshop.de

1. Auflage 2023
ISBN 978-3-8248-1315-5
eISBN 978-3-8248-9864-0

Mollweg 2, D-65510 Idstein
Vertretungsberechtigte Geschäftsführer:
Dr. Ullrich Schulz-Kirchner, Martina Schulz-Kirchner
Titelfoto: © art_zzz – Adobe Stock
Zeichnungen: Marie Bogenrieder und Katharina Kistler
Lektorat: Doris Zimmermann
Umschlagentwurf und Layout: Petra Jeck, Susanne Koch
Druck und Bindung: Plump Druck & Medien, Rolandsecker Weg 33, 53619 Rheinbreitbach
Printed in Germany

Inhalt

| Vorwort

Wir wahren das Gesicht. Wir agieren von Angesicht zu Angesicht. Wir verziehen das Gesicht oder machen ein langes Gesicht. Im schlimmsten Falle verlieren wir das Gesicht. Gängige Redewendungen unterstreichen die Funktion, aber auch die Bedeutung unseres Gesichts.
Das Gesicht in seiner beispiellosen Form, Gestalt und Morphologie sowie dessen individuelle mimische Ausdrucksmöglichkeiten sind Teil unserer persönlichen Identität. Wir schätzen unser Gesicht. Wir mögen unser Gesicht. Wir pflegen und schützen unser Gesicht. Unser Gesicht ermöglicht es uns, dass wir – ähnlich unserem Fingerabdruck – wiedererkannt werden. Unser Gesicht ist einzigartig!
Emotionen wie Freude, Ausgelassenheit, Nachdenklichkeit, Wut, Traurigkeit und Trauer werden in all ihren Facetten durch unser Gesicht kommuniziert. Das Zusammenspiel von 47 Gesichtsmuskeln ist neben der verbalen Kommunikation die zweite Säule unserer Kommunikation. Beide Formen stehen im Einklang zueinander und unterstreichen sich gegenseitig.
Der **N. facialis** innerviert das zugrunde liegende Muskelgeflecht und ermöglicht somit unsere Mimik. Darüber hinaus spielt er bei weiteren in diesem Buch dargestellten Funktionen, z. B. beim Essen, eine wichtige Rolle.

Was aber, wenn er erkrankt?

Die **Diagnose Fazialisparese** impliziert je nach Art und Ausmaß der Lähmung Funktionsbeeinträchtigungen im Bereich des erkrankten Gesichtsabschnitts. Die Veränderung und die plötzliche Unfähigkeit, das eigene Gesicht oder Teile davon bewegen zu können, bedeuten aber auch eine schwerwiegende psychophysische Belastung für den einzelnen Betroffenen.
Eine professionelle Unterstützung auf den verschiedenen Ebenen der medizinisch-medikamentösen Versorgung, der funktionsorientierten Therapie, der alltagsbezogenen Beratung und der psychosozialen Betreuung ist notwendig.

Der Ratgeber **„Periphere Fazialisparese“** möchte innerhalb der Reihe *Ratgeber für Angehörige, Betroffene und Fachleute* eine Lücke schließen. Ansprechen möchten wir Betroffene, Diagnostizierende, d. h. Ärzte und Logopäden, sowie weitere Fachpersonen, die in die Behandlung der Fazialisparese eingebunden sind. Inhaltlich abzugrenzen ist die periphere Fazialisparese von einer zentralen Gesichtslähmung, die im Rahmen von Schädigungen bzw. Erkrankungen des Gehirns auftreten kann.

Im medizinischen Alltag wird im Rahmen einer peripheren Fazialisparese grundsätzlich von einem positiven Verlauf mit einer schnellen Rückbildung der Symptome ausgegangen. Bei der häufigsten Form der Fazialisparese bilden sich beim Großteil der Patienten die Symptome innerhalb der ersten Wochen und Monate zurück.

Unser Ratgeber richtet sich an die Personen, die nach einer Erkrankung des peripheren Fazialisnervs den Wunsch nach Informationen über die Erkrankung und den Umgang damit haben. Angesprochen sein sollen insbesondere die Betroffenen, deren Erholungsphase sich länger und schwieriger gestaltet als zunächst angenommen.
Das spontane Auftreten der hier fokussierten Erkrankungen des Fazialisnervs und deren unmittelbar erforderliche medizinische Versorgung lassen für die Betroffenen im klinischen Alltag das Entstehen bzw. die Klärung von Fragen, wie mit der Diagnose „Fazialisparese“ umgegangen werden kann, nicht selten offen.
Dass im Versorgungsgebiet des 7. Hirnnervs viele Funktionen liegen, die abhängig von der Schädigung individuell gestört sein können, machen das Krankheitsbild zu einem komplexeren Geschehen, als es die Diagnose auf den ersten Blick vermuten lässt. Die Darstellung dieser Zusammenhänge und der daraus resultierenden Auswirkungen auf den Alltag der Betroffenen sowie die Vorstellung der Möglichkeiten eines professionellen und individuell angepassten Umgangs damit, sind Ziele unseres Ratgebers.

Somit schließt dieses Buch nicht nur eine thematische Lücke innerhalb der vorliegenden Ratgeberreihe. Es versucht eine mögliche Lücke im Informationsbedarf von Betroffenen zu schließen.

Wir wollen unsere vielfältigen und langjährigen Erfahrungen im Bereich der Fazialisparese an Therapeuten, die mit der Behandlung dieses Störungsbildes beauftragt werden, weitergeben, um sie in ihrer Vorgehensweise zu bestärken, und ihr Wissen in Theorie und Praxis ergänzen.

Wir wünschen uns, dass Ihnen dieser Ratgeber im Umgang mit einer Fazialisparese ein wertvoller Begleiter ist, und erhoffen einigen Nutzen für Sie bzw. Ihre Arbeit.

Renate Vöhringer
Katharina Kistler

| Einleitung

„Die Fazialisparese wird bagatellisiert und so ist es nicht. Es ist ein großer Einschnitt in die Persönlichkeit und die Gestaltung des persönlichen Lebens.“
(I. S. – 78 Jahre, idiopathische Fazialisparese)

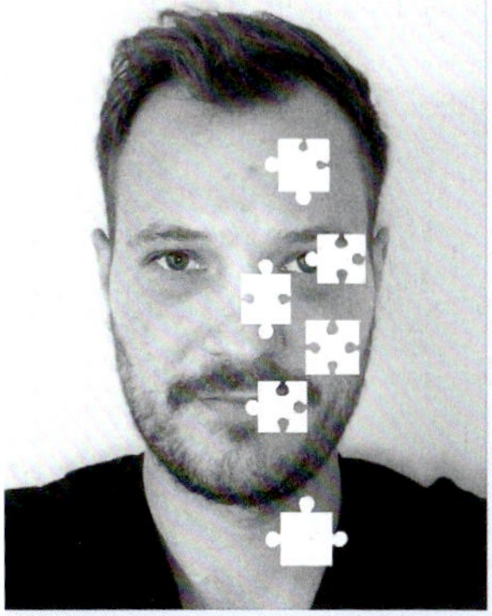

Abb. 1: Das betroffene Gesicht

Die periphere Fazialisparese (PFP) ist die häufigste Erkrankung innerhalb der 12 Hirnnerven des Menschen. Mit einer jährlichen Prävalenz von 20–50 Erkrankungen auf 100 000 Einwohner sorgt die Erkrankung des 7. Hirnnervs je nach Schädigungsort und Ausmaß der Erkrankung für vielfältige Beeinträchtigungen beim betroffenen Menschen. Damit steht hinter jeder gestellten Diagnose einer PFP eine Person, die durch die auftretenden Symptome ihr gewohntes Leben in unterschiedlichem Maße eingeschränkt sieht. Diese in der Begegnung mit unseren Klienten häufig geschilderte persönliche Betroffenheit und die teils schwerwiegende körperliche als auch seelische Belastung bestärkten uns in der Erstellung dieses Ratgebers.

Um Ihnen ein Verständnis für die Funktionsweise des N. facialis zu ermöglichen, sollen zunächst die anatomischen Grundlagen und die faziale Aktivität sowie die Besonderheiten im Zusammenhang mit dem Fazialisnerv dargestellt werden. Die Folgen eines Ausfalls dieses komplexen Nervs und die hier dargestellten möglichen Formen einer Fazialisparese können so besser nachvollzogen werden.

Im Anschluss daran stellen wir die bisher bekannten Ursachen vor und zeigen Ihnen, wie die Symptome im Zusammenhang mit einer Erkrankung des Fazialisnervs zu erkennen und einzuordnen sind. Für den Umgang mit der Erkrankung stellen wir eine Reihe von therapeutischen Handlungsoptionen während der Regenerationsphase vor.

In erster Linie jedoch wollen wir einzelnen Betroffenen je nach Heilungsabschnitt Handlungsoptionen für einen guten Umgang mit der Erkrankung an die Hand geben.
Im Schlussteil bietet der Ratgeber für Betroffene und Fachleute Hinweise auf Verbände, weiterführende Informationsquellen und Hilfsmaterialien.

Wir wollen darauf hinweisen, dass wir diesen Ratgeber nach unserem aktuellen Wissens- und Erfahrungsstand verfasst haben. Er erhebt keinen Anspruch auf Vollständigkeit.

Für eine bessere Lesbarkeit verzichten wir darauf, alle Geschlechterbezeichnungen aufzuführen. Wir haben den Ratgeber in der männlichen Form verfasst und schließen darin selbstverständlich alle Geschlechter mit ein.

In unserer logopädischen Praxis begegnen uns häufig Menschen, die von einer peripheren Fazialisparese betroffen sind und sich Unterstützung erhoffen. Wir sehen sie in der Logopädie nicht als unsere „Patienten“, sondern als unsere „Klienten“. Die Begegnung mit ihnen sowohl in der Therapie als auch in diesem Ratgeber soll ein Zusammentreffen auf Augenhöhe sein und sie in ihrer Selbstwirksamkeit unterstützen und stärken.

| Anatomie und Physiologie des N. facialis – nicht nur verantwortlich für unser Lächeln

Das Gesicht – ein Ort der Superlative

- Der **Augenblinzler** ist der schnellste Muskel,
- die **Kaumuskeln** sind die stärksten Muskeln und
- der **Stapediusmuskel** ist mit 3 mm der kleinste Muskel im ganzen Körper.
- Die **Zunge** ist ein einzigartiger Freischwinger, dessen Muskulatur ausschließlich an einer Seite befestigt ist. Sie kann sich als einziger Muskel bei Anspannung nicht nur verkürzen, sondern auch verlängern!

Welches System ermöglicht diese Superlative?

Unser Nervensystem – allgemeine Grundlagen

„Das Nervensystem ist das komplizierteste funktionelle System des Körpers." (Trepel 2017: 1). Um die Erkrankung des N. facialis und die damit verbundenen Beeinträchtigungen besser zu verstehen, ist es wichtig, einige Grundlagen dieses komplexen Systems kennenzulernen. Dieses Kapitel vermittelt einen vereinfachten Überblick über die grundlegenden Strukturen und Zusammenhänge des Nervensystems und insbesondere über den Ursprung und Verlauf des N. facialis. Außerdem wird auf die mimische Muskulatur mit ihren Besonderheiten eingegangen.

Wie lässt sich unser Nervensystem strukturell und funktionell gliedern?
Unser Nervensystem gliedert sich in das **zentrale Nervensystem (ZNS)** und das **periphere Nervensystem (PNS)**. Das ZNS besteht aus dem Gehirn (im Schädel) und dem Rückenmark (im Wirbelkanal). Alle Nerven, die von dort in den Körper ziehen, werden als das PNS bezeichnet. Diese Leitungsbahnen führen Informationen (z. B. Berührung, Wärme, Kälte und Schmerz), die aus der Umwelt oder im Inneren unseres Körpers registriert werden, über die Nervenfasern zum ZNS. Umgekehrt erfolgt die Weiterleitung eines Impulses vom ZNS an das Zielorgan (z. B. eine Drüse oder Muskelzelle).

Neben dieser strukturellen Einteilung kann das Nervensystem (NS) **funktionell** in das **willkürliche** und das **unwillkürliche (vegetative)** NS unterteilt werden. Während das willkürliche NS dafür sorgt, dass sensible Reize **bewusst** wahrgenommen und motorische

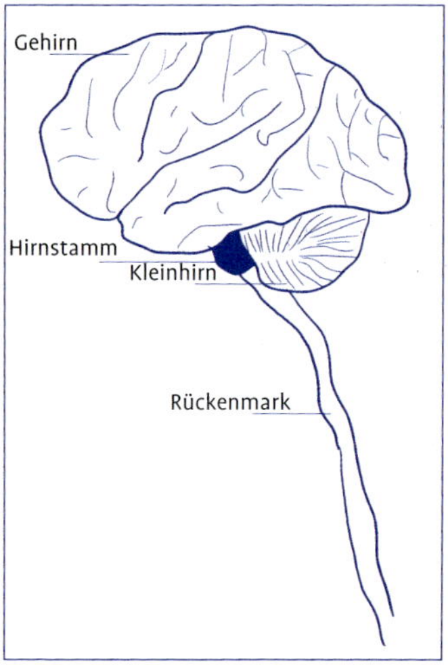

Abb. 2: Skizze des Gehirns, des Hirnstamms und des Rückenmarks

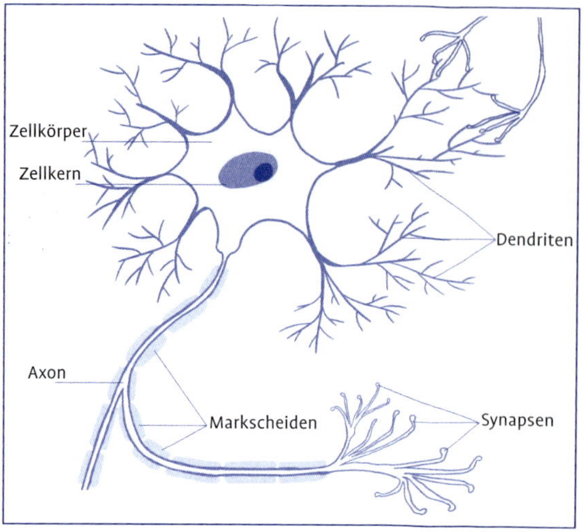

Abb. 3: Häufige Formen eines menschlichen Neurons

Impulse im Körper **bewusst** umgesetzt werden, regelt das vegetative NS **unbewusste** Aktivitäten. Beispielsweise stellt es Verdauungsvorgänge und Drüsenfunktionen sicher.

Aus welchen Bausteinen setzt sich unser Nervensystem zusammen?

Das Nervensystem besteht aus dem **Nervengewebe**, dessen Aufgabe die Aufnahme, Verarbeitung und Weiterleitung von Informationen ist. Dieses Gewebe setzt sich aus **spezialisierten Nervenzellen (Neuronen)** und **Gliazellen** zusammen.

Abbildung 3 zeigt ein Neuron, wie es häufig im menschlichen Körper vorkommt. Neben dem Zellkörper und dem **Zellkern** sind die zahlreichen **Nervenfortsätze (Dendriten)** dargestellt. Die Dendriten empfangen die Informationen, die an die Nervenzelle adressiert werden, und leiten sie an den Zellkern weiter.

Der **lange Fortsatz** des Neurons bildet mit den vielen **Endverzweigungen (Synapsen)** das **Axon.** Die Funktion des Axons besteht im Senden von Informationen zur nächsten Nervenzelle oder direkt zur Skelettmuskulatur. Dies geschieht über die Synapsen. Sie docken an der nächsten Nervenzelle oder an der Skelettmuskulatur an. Über einen komplexen Prozess werden die Informationen weitergegeben.

Die **Gliazellen** sind eine Art **„Bindegewebe"** zwischen den Nervenzellen. Es existieren auch hier verschiedene Typen von Gliazellen, die nach ihrem Vorkommen im ZNS oder PNS und nach ihren Funktionen differenziert werden. Eine wichtige Aufgabe ist die **Markscheiden**bildung **(Myelinisierung)** im Bereich des Axons. Dadurch werden die Fortsätze isoliert und geschützt, was eine beschleunigte Reizweiterleitung ermöglicht.

Zusammen mit einem Axon bildet die Gliahülle eine **Nervenfaser. Bündel aus Nervenfasern, umgeben von einer Bindegewebshülle**, bilden im PNS die **peripheren Nerven.** Diese teilt man in die **Hirn- und Spinalnerven** ein. Auf Letztere wird hier nicht näher eingegangen.

Aufbau, Verlauf und Funktion des N. facialis

Insgesamt besitzt der Mensch 12 paarig angelegte Hirnnerven, die sowohl ihren Ursprungs- als auch Endkern im Hirnstamm haben. Der **N. facialis** tritt als siebter Hirnnerv (N. VII) aus dem Hirnstamm aus. Gemeinsam mit dem Zwischennerv **N. intermedius** (wegen seiner Lage **zwischen** siebtem und achtem Hirnnerv) bildet der N. facialis einen Gesamtnerv. Wenn also vom N. facialis gesprochen wird, sind i. d. R. beide Nerven gemeint.

Welche Faserarten führt der N. facialis?

Die beiden Anteile (Fazialis und Intermedius) unterscheiden sich in ihren jeweiligen Faserarten. Während der N. facialis überwiegend **motorische** Fasern enthält, setzt sich der N. intermedius aus **sekretorischen, sensorischen** sowie **sensiblen** Fasern zusammen. Somit gilt der N. facialis als ein komplexer gemischter Nerv, dessen Versorgungsgebiet sich folgendermaßen darstellt:
Die **motorischen** Fasern innervieren die gesamte mimische Muskulatur und Teile der Halsmuskulatur, den M. stapedius zur Dämpfung lauter Geräusche sowie zwei Muskeln, die für die Hebung des Zungenbeins verantwortlich sind (M. stylohyoideus, M. digastricus). Die **sekretorischen** Fasern des N. intermedius stimulieren die Sekretion in den Tränen- und Speicheldrüsen (ausgenommen der Ohrspeicheldrüse) sowie der Schleimhaut der Nase und des Gaumens. Der Geschmacksinn der vorderen 2/3 der Zunge (also die Empfindung aller Geschmacksrichtungen außer bitter) und des Gaumens wird durch die **sensorischen** (hier **gustatorischen**) Fasern des Intermedius versorgt. Außerdem führt der Intermediusanteil wenige **sensible** Fasern. Diese ermöglichen das Wahrnehmen von Berührung, Schmerz oder Kälte in einem kleinen Bereich der Ohrmuschel sowie hinter dem Ohr.

Welchen Verlauf nimmt der N. facialis?

Der Gesamtnerv (Faseranteile aus N. facialis und N. intermedius) tritt im **Kleinhirnbrückenwinkel** gemeinsam mit dem **N. vestibulocochlearis (N. VIII)** aus dem Hirnstamm aus. Durch den Porus acusticus internus (siehe Abb. 4) ziehen der siebte und achte Hirnnerv gemeinsam in den inneren Gehörgang. Erst am Innenohr trennen sich die beiden. Einen Großteil seines Wegs durch das Schädelinnere legt der N. facialis anschließend durch den Fallop-Kanal zurück. Dieser knöcherne Kanal ist eng und daher äußerst anfällig für

Nervenschädigungen aufgrund von entzündlichen Schwellungen in diesem Bereich. Der Canalis N. facialis, wie er auch bezeichnet wird, beginnt am Boden des inneren Gehörgangs. Er reicht bis zum Foramen stylomastoideum, durch das der Nerv die Schädelbasis verlässt.

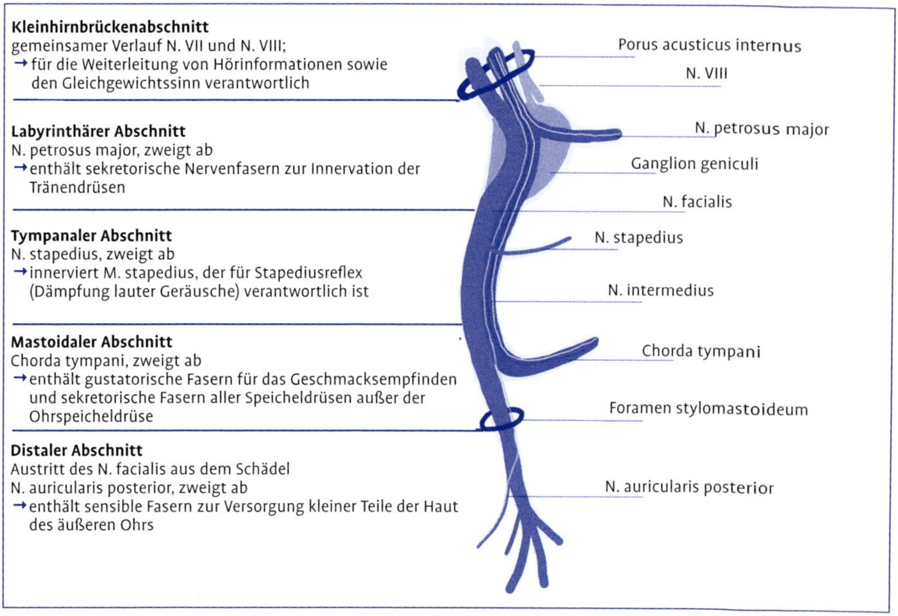

Abb. 4: Darstellung des N. facialis mit seinen Nervenästen

Der N. facialis führt nun überwiegend motorische Fasern durch die Ohrspeicheldrüse. Sie verzweigen sich in **zwei Haupttäste**. Der obere **Stirnast** innerviert Stirn und Augenlider. Vom unteren **Mundast** werden Nase, Mund, Wangen, Lippen und Hals sowie die Zungenbeinheber versorgt.

Die Gesichtsmuskulatur und ihre Funktionen

Unser Gesicht besteht aus 23 paarig angelegten Muskeln und einem unpaarigen. In der folgenden Grafik sind die mimischen Muskeln, deren Funktion im Anschluss beschrieben wird, nahezu alle dargestellt:

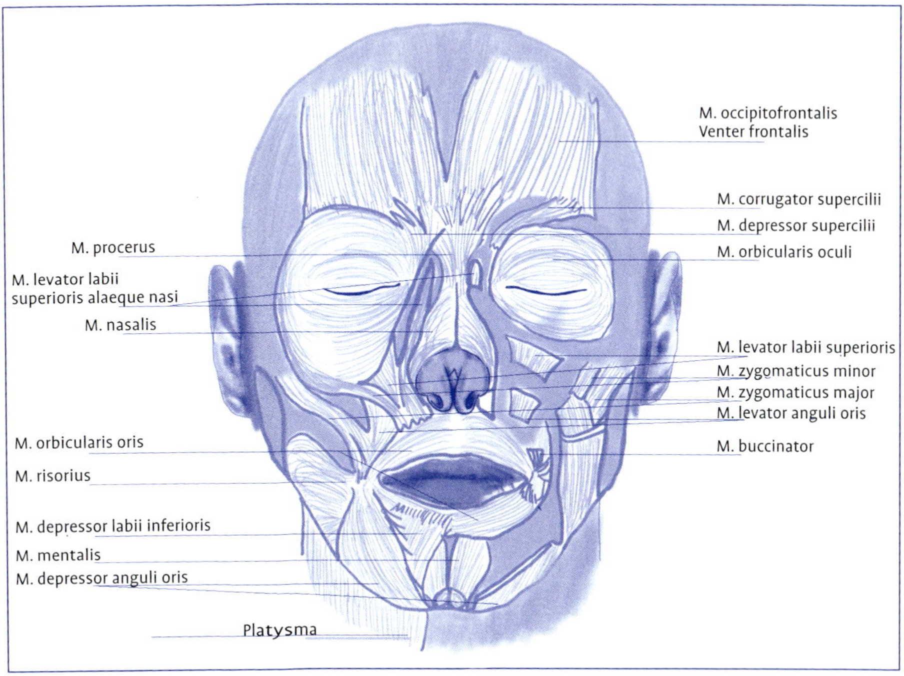

Abb. 5: Gesichtsmuskulatur

▶ Region Schädeldach

Der Muskel des Schädeldachs ist der **M. epicranius.** Dieser setzt sich aus mehreren Muskeln zusammen, wobei nur der **M. occipitofrontalis Venter frontalis** mimische Funktion hat. Er ist für das Stirnrunzeln und das Heben der Augenbrauen verantwortlich.

▶ Region Auge

Der wichtigste Muskel im Bereich der Lidspalte ist der Augenringmuskel **M. orbicularis oculi**, der die Augen schließt. Er differenziert sich in drei Teile: Der Pars orbitalis sorgt für den festen Lidschluss, der Pars palpebralis für den Lidschlagreflex und der Pars lacrimalis wirkt auf den Tränensack. Der M. orbicularis oculi hat eine unerlässliche Schutzfunktion für das Auge. Er reguliert die Verteilung der Tränenflüssigkeit auf dem Auge, um so das Austrocknen der Hornhaut zu verhindern. Des Weiteren sorgt er mit dem Fremdkörperschutzreflex durch ein schnelles Schließen des Auges dafür, dass nichts in dieses empfindliche Organ gelangt. Gelangt doch ein kleiner Fremdkörper ins Auge, kann der Augenringmuskel diesen durch mehrmaliges Anspannen heraustransportieren. Auch schützt er das Auge vor dem Einfluss verschiedener Witterungen sowie starkem Lichteinfall oder Zugluft.

Das **Öffnen des Auges** wird nicht vom N. facialis innerviert und ist im Falle einer PFP **nicht betroffen.**
In dieser Gesichtsregion befinden sich zwei weitere Muskeln, mit denen die Augenbrauen gerunzelt **(M. corrugator supercilii)** und gesenkt **(M. depressor supercilii)** werden können.

▶ Region Nase

Zu den mimischen Muskeln der Nase zählt der **M. procerus,** der sich zwischen den Augenbrauen befindet. Wird er angespannt, entstehen die typischen Querfalten auf dem Nasenrücken, daher wird er Nasenwurzelrunzler genannt.
Der **M. nasalis** liegt links und rechts entlang der Nase. Er sorgt sowohl für eine Verengung als auch Erweiterung der Nasenlöcher.
Ein weiterer Muskel zur Verengung der Nasenlöcher ist der **M. depressor septi nasi.** Er befindet sich zwischen Nasenseptum und den oberen Schneidezähnen. Bei Kontraktion zieht er die Nase Richtung Mund.
Der **M. levator labii superioris alaeque nasi** kann zur Nasen- und zur Mundregion gezählt werden. Er hebt die Nasenflügel und die Oberlippe an. Sein Verlauf ähnelt dem des M. nasalis.
Alle im Bereich der Nase genannten Muskeln prägen den individuellen Gesichtsausdruck und stellen die Nasenatmung sicher.

▶ Region Mund

Für den Mundschluss verantwortlich ist ein weiterer Ringmuskel: der **M. orbicularis oris.** Dieser ist als einziger Gesichtsmuskel nicht paarig vorhanden. Im Gegensatz zu den Augenringmuskeln ist bei ihm der obere und untere Teil durch Sehnen getrennt, was eine isolierte Bewegung der Ober- und Unterlippe möglich macht. Er ermöglicht eine deutliche Aussprache, ist wichtig für die Nahrungsaufnahme und formt die Lippen beispielsweise spitz.
Die Muskeln der Mundregion sind strahlenförmig um den Mund angeordnet. Dazu zählen:

- **M. levator labii superioris** (Oberlippenheber)
- **M. levator anguli oris** (Mundwinkelheber)
- **M. depressor labii inferioris** (Unterlippensenker)
- **M. depressor anguli oris** (Mundwinkelsenker)
- **M. risorius** (Lächeln)
- **M. zygomaticus major und minor** (Freude)

Mithilfe des **M. mentalis** (Kinnmuskel) kann man die Unterlippe nach vorne stülpen oder das Kinn anspannen, sodass es wie ein Nadelkissen aussieht.

▶ **Region Wange**

Der **M. buccinator** zieht über die Wange bis in die Lippen und den M. orbicularis oris. Er spielt eine zentrale Rolle unter den Gesichtsmuskeln. Beim Essen sorgt er dafür, dass die Nahrung in der eigentlichen Mundhöhle bleibt und nicht in die Wangentaschen bzw. in den Mundvorhof abgleitet. Um ein Aufbeißen auf die Wangeninnenseite zu verhindern, erzeugt der M. buccinator die nötige Spannung. Er stabilisiert die Wange beim Trinken, Saugen und beim Spielen eines Blasinstruments.

▶ **Region Hals**

Der Hautmuskel unseres Halses ist das sog. **Platysma.** Es zieht über den jeweiligen Unterkieferast bis über das Schlüsselbein hinaus. Mithilfe dieses Muskels kann man die Haut im Halsbereich z.B. beim Rasieren oder Eincremen anspannen.

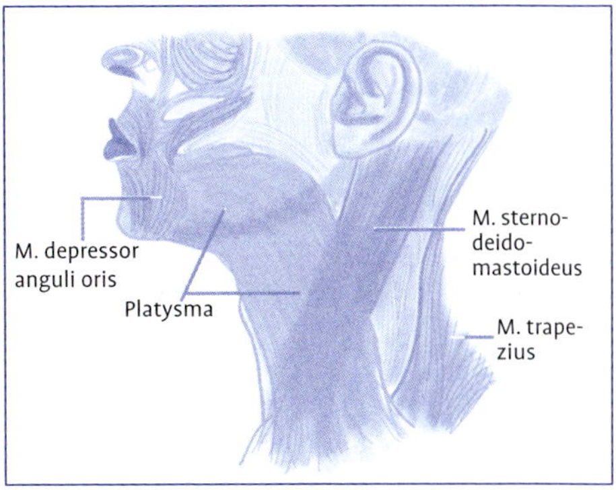

Abb. 6: Platysma

Die Gesichtsmuskulatur und ihre Besonderheiten

Mit der mimischen Muskulatur ist die oberflächliche Muskelschicht im Gesicht gemeint. Sie zählt zur quergestreiften Skelettmuskulatur und kann sowohl willkürlich (z.B. Zähne zeigen vor dem Spiegel) angesteuert als auch unwillkürlich (z.B. Lächeln aufgrund eines emotionalen Auslösers) ausgelöst werden. Sie weist gegenüber der sonstigen Skelettmuskulatur einige Besonderheiten auf, die funktionell begründet sind, aber auch Konsequenzen für die Behandlung einer PFP (siehe Kapitel Therapie und Betroffene) haben können.

Flexibler Muskelansatz der Gesichtsmuskeln

Jeder Muskel ist durch einen Ursprungs- und Ansatzpunkt beidseitig befestigt. Im Gegensatz zum übrigen Teil der Skelettmuskulatur ist der Ansatz mimischer Muskeln nicht an knöchernen oder knorpeligen Strukturen fixiert. Er setzt an der Haut des Gesichts oder des Halses, an nahegelegenen Gesichtsmuskeln oder am Hautbindegewebe an. Dadurch sind die mimischen Muskeln nicht immer klar voneinander abzugrenzen und stark ineinander verwoben.

Diese spezielle anatomische Eigenschaft ermöglicht es uns, sämtliche Weichteile im Gesicht (u. a. Augenlider, Lippen, Nasenflügel, Gesichtshaut) zu bewegen. So können wir die unterschiedlichsten, individuell einzigartigen Gesichtsausdrücke formen.
Die Tatsache, dass Gesichtsmuskeln teilweise aneinander ansetzen, führt zu *normalen Mitbewegungen.* Beispielsweise wird beim Rümpfen der Nase die Oberlippe mit hochgezogen. *Nicht normale Mitbewegungen,* sog. Synkinesien, wie sie im Heilungsprozess einer PFP vorkommen können, werden von uns im Kapitel zur Fehlheilung beschrieben.

Spezielle Fasertypen der Gesichtsmuskeln

Die Muskulatur im Gesicht besteht aus Typ-I- und Typ-II-Fasern. Jeder Muskel setzt sich in einem bestimmten Verhältnis aus beiden Faserarten zusammen. Die Fasern vom Typ I haben eine längere Reaktionszeit und ermöglichen eine ausdauernde Kontraktion. Die Typ-II-Fasern hingegen sind durch eine kurze Reaktionszeit und eine rasche Ermüdbarkeit gekennzeichnet. Der Aufbau der einzelnen Muskeln orientiert sich an ihrer Funktion.
Jakobsen und Sticher verdeutlichen dies an zwei Beispielen. Der Wangenmuskel M. buccinator wird beim „Saugen, Pusten, Kauen und Schlucken" (2015: 161) gebraucht. Er übernimmt hier Funktionen, bei denen er über einen längeren Zeitraum angespannt wird und nicht so schnell ermüden darf. Folglich besteht der M. buccinator zu einem Großteil (67 %) aus den Typ-I-Fasern.
Der M. orbicularis oculi verschließt rasch die Augen. Kurze und schnelle Bewegungen sind nicht nur für den Augenringmuskel typisch, sondern nahezu für die gesamte Gesichtsmuskulatur. Deshalb besteht sie überwiegend aus Typ-II-Fasern.
Muskeln können den Anteil ihrer Fasern verändern. Dieser Anpassungsprozess ist eine Reaktion auf sich verändernde Anforderungen. Wird ein Muskel, der größtenteils aus Typ-II-Fasern besteht, über längere Zeit kräftig angespannt, beginnt ein **Umbauprozess**. Dies kann bei veränderten Spannungszuständen aufgrund einer Fehlheilung der Fall sein. Infolgedessen werden Typ-II-Fasern zugunsten von Typ-I-Fasern umgebaut. Das wiederum hindert den Muskel daran, in seiner eigentlichen Funktion adäquat zu reagieren. Da die beschriebene Umbaurichtung eher von schnell reagierenden Typ-II-Fasern zu langsam reagierenden Typ-I-Fasern erfolgt, gilt es eine Überbeanspruchung der Muskeln dringend zu vermeiden. Dies ist sowohl für die kranke als auch für die gesunde Gesichtshälfte zu beachten.

Um Umbauprozesse innerhalb der mimischen Muskelstrukturen durch übermäßige Aktivität und Anstrengung zu verhindern, ist es wichtig, einen Wechsel von Übungs- und Entspannungsphasen einzuhalten. Dies ist sowohl für die kranke als auch für die gesunde Gesichtshälfte zu beachten (siehe Kapitel Betroffene).

Ursachen der peripheren Fazialisparese – kündigt sie sich an?

„Ich habe zuerst einen Schwindel gehabt und ein tränendes Auge, was sich am nächsten Tag gebessert hatte. Ich dachte, ich hätte einen Zug bekommen oder bin zu viel am Computer gesessen. Zwei Tage später stellte sich wieder Schwindel ein. Ich hatte Angst, dass es ein Schlaganfall sei.“ (S. H. – 55 Jahre – PFP nach Herpes-Infektion)

Im Vergleich zu anderen Hirnnerven ist der Fazialisnerv von einer ungewöhnlich hohen Anzahl an isolierten Paresen betroffen. Bei einer jährlichen Prävalenz von 1:3000 Personen stellt sich die Frage nach der Ätiologie, d. h. den Ursachen einer PFP. Gibt es individuelle Faktoren, z. B. im Sinne einer erblichen Komponente, die eine (erneute) Erkrankung begünstigen? Daraus resultiert die Frage nach einer möglichen Prävention bzw. Früherkennung im Vorfeld einer Fazialiserkrankung.

Wie lassen sich die Ursachen der peripheren Fazialisparese einteilen?

In den allermeisten Fällen ist die PFP **erworben. Angeborene, d. h. kongenitale** Ohrfehlbildungen mit Anomalien des N. facialis sind sehr selten. Sie zeigen sich in Form von Abweichungen des Nervenverlaufs oder in einem teilweisen oder kompletten Fehlen des Nervs. Vor allem im Rahmen eines **kongenitalen Möbius-Syndroms** treten Störungen der Mimik auf.

Angeborene Beeinträchtigungen des Fazialisnervs erfordern eine frühzeitige plastisch-operative Versorgung, weswegen an dieser Stelle nicht näher darauf eingegangen wird.

kongenital = aufgrund einer Erbanlage bei der Geburt vorhanden
idiopathisch = ohne erkennbare Ursache

Fokussiert werden ausschließlich die **erworbenen** Formen, deren symptomatische, (logopädisch-)therapeutische Versorgung und Rehabilitation in den nachfolgenden Kapiteln dargestellt wird. Diese sind auf **entzündliche, viral bzw. bakteriell bedingte, tumorbedingte** oder **traumatische Ursachen** zurückzuführen:

1. Entzündliche Lähmungen

Der Großteil, geschätzt 60–75 % aller spontan auftretenden Fazialisparesen, ist ursächlich nicht geklärt und wird als **idiopathische Fazialisparese** bezeichnet. Nach ihrem Entdecker Sir Charles Bell, selbst Betroffener dieser Form der Erkrankung, finden sich alternativ

auch die Begriffe **Bell'sche Lähmung** und **Bell's Palsy.** Die idiopathische Fazialisparese ist immer einseitig und wird auf **Entzündungsprozesse** zurückgeführt, vermutet werden Autoimmunprozesse.
Als ursächlicher Faktor wird auch die **Reaktivierung einer Herpes-simplex-Virus-Infektion (HSV Typ 1)** diskutiert, die jedoch im Blut nicht nachgewiesen werden kann.
Weitere Faktoren, die entzündliche Prozesse fördern, sind eine **familiäre Disposition**, ein **arterieller Hypertonus** („Bluthochdruck") oder ein erhöhter Sympathikotonus (**„Stress"**). Veränderte Körperabläufe im Rahmen einer **Schwangerschaft**, insbesondere die verstärkten Wassereinlagerungen im **letzten Schwangerschaftsdrittel**, erhöhen die Gefahr von Entzündungen und somit das Risiko der Entwicklung einer PFP. Die auf die Schwangerschaft zurückzuführende Form der PFP bezeichnet man als **„Mona-Lisa-Syndrom"**.

Weshalb führen Entzündungsprozesse zu seiner PFP?
Es besteht die Hypothese, dass nach einem Infekt, z. B. einer grippalen Infektion, eine **entzündungsauslösende Immunantwort** angestoßen wird, die sich gegen die äußere Myelinschicht des Fazialisnervs (siehe Kapitel Anatomie) richtet.
Die bestehende Entzündung führt zu einer Ödembildung und Schwellung, die durch die knöchernen Strukturen des Fallop-Kanals, innerhalb dessen der Nerv verläuft und den der Nerv beim Erwachsenen im gesunden Zustand zu 99 % ausfüllt, begrenzt wird. An der so entstehenden Engstelle („bottle neck") wird der Nerv gestaucht („Autokompression") und das periphere Axon wird geschädigt. Diese Myelin- und Axonschädigung führt dann zu Durchblutungsstörungen und neuronalen Dysfunktionen.

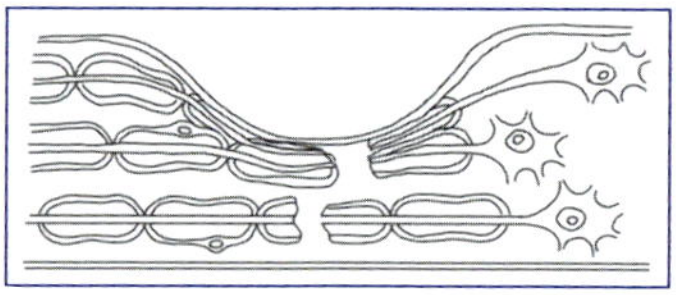

Abb. 7: Zerstörte Fazialisaxone und -myelinscheiden

Epidemiologische Beobachtungen zeigen, dass eine **Impfung** ähnliche Vorgänge initiieren kann. So war in der Vergangenheit die Häufigkeit der idiopathischen Fazialisparese nach einer Impfung gegen Influenza in der Schweiz signifikant erhöht.
Im Rahmen des Impfgeschehens im Kontext der Covid-19-Erkrankung wurden in den Zulassungsstudien beider eingesetzter mRNA-Impfstoffe wenige transiente, d. h. vorübergehende, Fazialisparesen beobachtet. Einen Zusammenhang mit der Impfung ist laut RKI in Betracht zu ziehen.

Die Diagnose einer idiopathischen Fazialisparese ist eine reine Ausschlussdiagnose. D. h., die Diagnose wird erst dann gestellt, wenn die unter Punkt 2. bis 4. genannten Ursachen von den Ärzten ausgeschlossen werden können.

Die verbleibenden 20–40 % der einseitigen und aller beidseitigen PFP-Formen haben bekannte Ursachen. Der Großteil ist auf die Beteiligung von Viren bzw. Bakterien zurückzuführen.

2. Virale und bakteriell bedingte Lähmungen

Hierbei spielen die **Neuro-** bzw. **Lyme-Borreliose**, eine durch Zeckenbisse übertragene Bakterieninfektion, und eine Infektion mit **Zoster oticus (Ramsay-Hunt-Syndrom)** die größte Rolle. Herpesbläschen in Form von kleinen flüssigkeitsgefüllten Bläschen an der Ohrmuschel und im Gehörgang geben Hinweis auf diese Sonderform der Gürtelrose. Weit weniger häufig sind Rickettsien-, HIV-, humanes Herpesvirus-6-, Mumps-, Zytomegalie- und Rubella (Röteln)-Infektionen. Ebenso selten, jedoch in Betracht zu ziehen, sind Erkrankungen mit dem Influenza-B-Virus, dem Coxsackie-Virus, die Meningeosis carcinomatosa und das Guillain-Barré-Syndrom.
Auch **akute bzw. chronische Mittelohrentzündungen im Sinne einer Otitis media acuta et chronica** können aufgrund der anatomischen Nähe zum Fazialisnerv eine PFP verursachen.

3. Tumorbedingte Lähmungen

Jede Art von Gewebe kann sich neoplastisch verändern. Dabei entsteht neues Gewebe, das gutartig oder bösartig sein kann. Die raumgreifende Eigenschaft von **Schwannomen** – darunter das gutartige Vestibularisschwannom (auch bekannt als **Akustikusneurinom**) –, von **Meningeomen**, des **Glomustumors**, des **Cholesteatoms** und weiterer bösartiger Tumore kann den N. facialis und seine Funktionen schädigen.

4. Traumatisch bedingte Lähmungen

Insbesondere durch Stürze oder anderweitige Traumen verursachte Felsenbeinfrakturen verletzen den N. facialis innerhalb seiner anatomischen Strukturen. Selten kommt es im Verlauf von HNO-ärztlichen bzw. neurologischen Operationen (z. B. bei Tumorresektionen) zu Verletzungen des Umgebungsgewebes, die mitunter den N. facialis betreffen können. Der fortwährend modifizierte Einsatz intraoperativer Überwachungssysteme minimiert das Risiko von Schädigungen.

Gibt es Risikofaktoren, die eine periphere Fazialisparese begünstigen?

Inwiefern **witterungsbedingte Vorgänge** bzw. Einflüsse von Kälte- und Zugluft eine Rolle spielen, ist noch nicht abschließend geklärt. Es gibt schwache Hinweise auf eine Verbindung zwischen raschen Temperatur- und Atmosphärendruckänderungen (Anstieg um mehr als 6 hPa) und dem Auftreten einer PFP. Dabei handelt es sich um momentane Einflüsse.

Korrelationen **saisonal** bedingter **Effekte im Jahresverlauf** bzw. über Jahre und Jahrzehnte hinweg und erhobener Erkrankungszahlen wurden in der Vergangenheit diskutiert, jedoch nicht bestätigt.
Ebenso wenig konnte eine Präferenz in Bezug auf die **Geschlechterverteilung** festgestellt werden.
Der Faktor **Alter** spielt beim Auftreten einer PFP insofern eine Rolle, dass signifikant mehr Menschen im Alter zwischen 15 und 60 Jahren erkranken als im Kindes- und Jugendalter bzw. im Alter über 60 Jahren. Eine medizinische Erklärung für diesen Sachverhalt konnte bisher nicht gefunden werden. Eine Hypothese ist, dass in der genannten Altersspanne die Immunreaktionen am aktivsten sind.

Kann eine periphere Fazialisparese wiederholt auftreten?

Bei 5–7 % der jährlichen Diagnosen einer peripheren Fazialisparese handelt es sich um eine Zweiterkrankung. Daraus ergeben sich die folgenden Fragen: Welche Faktoren lösen eine Fazialisparese wiederholt aus? Gibt es begünstigende Faktoren? Inwieweit kündigt sich eine Erkrankung an? Lässt sich diese im Vorfeld positiv beeinflussen?
Allein die Diagnose des **Melkersson-Rosenthal-Syndroms** verläuft in wiederkehrenden **Schüben**, wobei es sowohl zu spontanen vollständigen Rückbildungen als auch zu verbleibenden Restsymptomen kommen kann. Mit einer Inzidenz von 1:1250 beginnt diese ursächlich ungeklärte Erkrankung in der Kindheit oder im jungen Erwachsenenalter. Sie zeigt eine typische, nur selten voll ausgebildete Trias aus drei vorherrschenden Symptomen: eine Fazialisparese, die bzgl. der betroffenen Seite variieren kann, eine Lippenschwellung und eine Fältelung der Zunge.

Prädisposition: hohe Anfälligkeit für bestimmte Erkrankungen

Bei allen weiteren Zweiterkrankungen führen zugrunde liegende Systemerkrankungen, wie beispielsweise Diabetes mellitus, Multiple Sklerose, oder das Vorliegen von Risikofaktoren (z. B. Bluthochdruck, enge anatomische Lageverhältnisse) zu einer Prädisposition und somit Neuerkrankung mit einer PFP. Eine medizinische Behandlung der Grunderkrankung kann helfen, ein Wiederauftreten der Fazialisparese zu verhindern. Im Falle eines Diabetes mellitus ist eine gute Einstellung des Blutzuckerspiegels erforderlich.
Familiäre Häufungen sind sehr selten. Für eine **genetische Prädisposition** finden sich keine Hinweise in der wissenschaftlichen Literatur. Bei vermehrtem Auftreten einer PFP innerhalb einer Familie werden anatomische Faktoren, v. a. Engeverhältnisse in den Verlaufsstrukturen des N. facialis, vermutet. Ebenfalls könnte eine erhöhte Anfälligkeit für virale Infekte ursächlich sein.

Früherkennung und mögliche Prävention

Eine Lähmung des N. facialis trifft den Einzelnen i. d. R. plötzlich und unerwartet. Angesichts dessen stellt sich die Frage, ob und wie man sich vor einer PFP schützen kann. Da der Großteil der Erkrankungen idiopathisch auftritt, ist eine Prävention in diesen Fällen nicht möglich.

Ist die Gesichtslähmung Begleiterscheinung einer Krankheit wie Borreliose oder Zoster oticus, ist es entscheidend, dass die ursächliche Erkrankung frühzeitig behandelt wird. Die Ausprägung einer PFP soll dadurch eingedämmt bzw. verhindert werden. Die Symptome einer Lyme-Borreliose und somit eine mögliche PFP im Rahmen eines Zeckenbisses können durch frühzeitige medikamentöse Behandlung mit Antibiotika unterdrückt werden. Die „präventive Gabe" von antibiotischer Medikation sollte immer abgewogen werden.

Bei den genannten chronischen Grunderkrankungen, die eine PFP zur Folge haben können, sind regelmäßige ärztliche Kontrollen obligatorisch.

| Formen der Fazialisparese

Als Betroffener einer Fazialisparese sieht man sich nach Erhalt der Diagnose einer Vielzahl medizinischer Begrifflichkeiten gegenüber. Mithilfe der nachfolgenden Begriffspaare lässt sich eine PFP verschiedenen Kontexten zuordnen. Die Betrachtung der Erkrankung unter verschiedenen Gesichtspunkten ergibt unterschiedliche Formen der PFP. Sie betreffen den Verlauf, die Ausprägung, die Ursache und den Läsionsort.

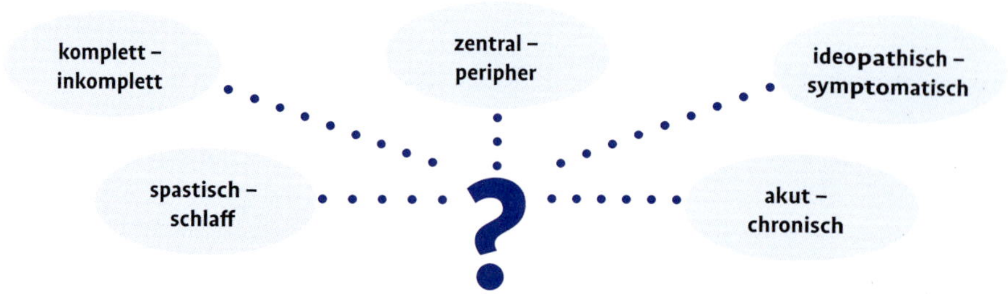

Abb. 8: Formen der Fazialisparese

Zentral oder peripher

Spricht man von einer **peripheren** Lähmung des Gesichtsnervs, so meint man die *eigentliche Fazialisparese*. Die Läsion kann im gesamten Verlauf der Nervenbahn des N. facialis auftreten. D.h., sie liegt entweder in den Nervenkernen des N. facialis im Hirnstamm oder auf der Strecke, die die Nervenfasern von dort aus zu ihrem Versorgungsgebiet im Gesicht zurücklegen. Die dabei entstehende Symptomatik zeigt sich vordergründig in einer eingeschränkten Funktion der mimischen Muskulatur einer Gesichtshälfte. Je nachdem, an welcher Stelle die Läsion lokalisiert ist, variiert das klinische Bild (Näheres dazu im Kapitel Klinik). In Abbildung 11 ist zu sehen, dass die Einschränkungen in derselben Gesichtshälfte auftreten, in der die Nervenschädigung liegt. Man spricht von einer ipsilateralen, d.h. auf der gleichen Seite auftretenden Störung.

Die **zentrale** Lähmung der mimischen Muskulatur wird als *faziale Parese* oder *zentrale faziale Parese* bezeichnet. Auch wenn gebräuchlich, so ist der Begriff zentrale Fazialisparese in diesem Fall nicht korrekt, da der eigentliche Gesichtsnerv nicht geschädigt ist. Die Funktionsstörung wird verursacht durch eine supranukleäre (oberhalb der Hirnnervenkerne liegende) Schädigung im Großhirn, z.B. durch einen Schlaganfall. Die Nervenfasern, die die motorischen Funktionen der oberen Gesichtshälfte (das Stirnrun-

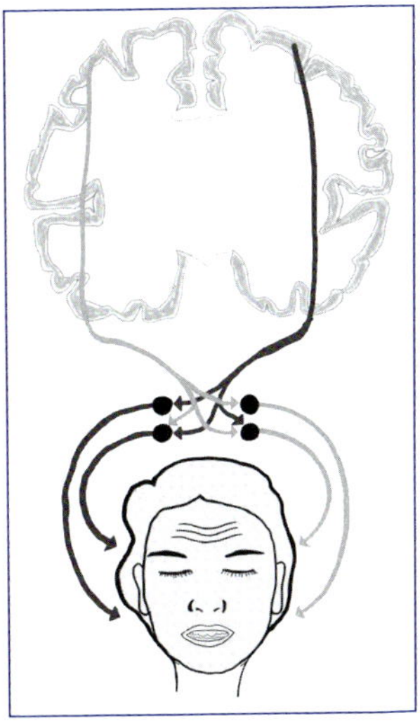

Abb. 9: Darstellung der gekreuzten und ungekreuzten Nervenbahnen der mimischen Muskulatur vom Kortex aus (gesunder Zustand)

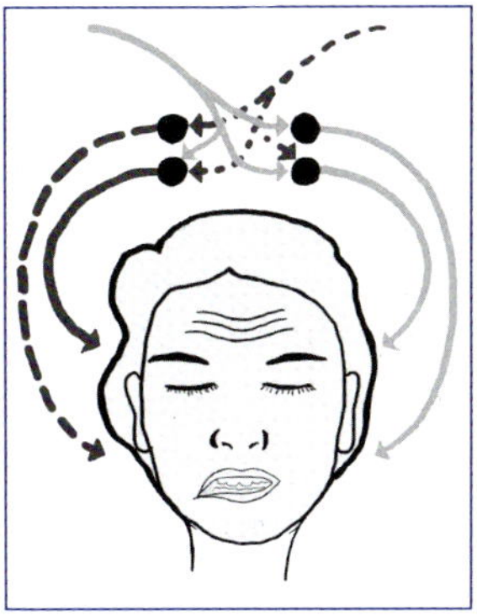

Abb. 10: Faziale Parese rechts

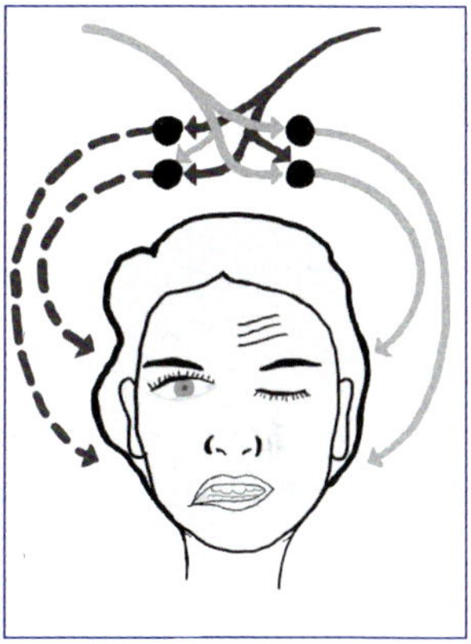

Abb. 11: Periphere Fazialisparese rechts

zeln und das Schließen der Augen) steuern, sind doppelt vorhanden (gekreuzt und nicht gekreuzt). Daher bleibt die Innervation des Stirnastes und somit dessen Funktion bei einer fazialen Parese erhalten. Es kommt zum isolierten Ausfall der Muskulatur der dem Schädigungsort gegenüberliegenden unteren Gesichtshälfte. Deren Nervenfasern verlaufen von der Großhirnrinde zum kontralateralen Kern des N. facialis und sind nicht durch einen doppelten Verlauf abgesichert. Ein Schlaganfall im linken Kortex (siehe Abb. 10) kann zu einem Funktionsausfall der mimischen Muskulatur der rechten unteren Gesichtshälfte führen.

Schlaff oder spastisch

Die periphere Parese ist ausschließlich eine **schlaffe** Lähmung. D. h., die Spannung in der betroffenen Muskulatur ist reduziert. Bleiben die Impulse des N. facialis an sein Versorgungsgebiet über längere Zeit aus, verkümmern (atrophieren) im Extremfall die entsprechenden Muskelfasern.
Bei einer **spastischen** Lähmung hingegen erhöht sich der Tonus und es kann zu krampfartigen Bewegungen (spastikos, griech.: mit Krämpfen behaftet) kommen. Die Gefahr einer Atrophie besteht nicht. Diese Form kann, muss aber nicht zwingend im Zusammenhang mit einer zentralen Lähmung auftreten.

Komplett oder inkomplett

In der Beschreibung einer peripheren Fazialisparese unterscheidet man zwischen einer **kompletten** und einer **inkompletten** Lähmung. Von einer kompletten Lähmung spricht man im Zusammenhang eines totalen Ausfalls der vom N. facialis innervierten Funktionen. Die korrekte Bezeichnung hierfür ist Paralyse (Volllähmung).
In den meisten Fällen liegt jedoch eine inkomplette Parese vor, was einem partiellen Funktionsausfall gleichkommt. Das mögliche Ausmaß der auftretenden Symptomatik und den entsprechenden Gesamteindruck des erkrankten Gesichts zeigt die folgende Tabelle. Der Grad der Betroffenheit verändert sich erfahrungsgemäß im Regenerationsprozess in Form einer Abschwächung der Symptomatik.

Tab. 1: Skala zur klinischen Bewertung einer peripheren Fazialisparese
i. A. an House Brackmann übersetzt nach Guntinas-Lichius und Finkensieper (2015) und gekürzt

Gradeinteilung/Beschreibung					
I	**II**	**III**	**IV**	**V**	**VI**
Normalzustand	Leichte Fehlfunktion	Wahrnehmbare Fehlfunktion	Ausgeprägte Fehlfunktion	Schwere Fehlfunktion	Paralyse
Gesamteindruck des erkrankten Gesichts					
Normale Funktionen in allen Bereichen des Gesichts	Bei genauem Hinsehen zeigt sich eine leichte Schwäche der betroffenen Gesichtshälfte	Offensichtlicher, aber nicht entstellender Unterschied zwischen beiden Gesichtshälften	Offensichtliche Schwäche der betroffenen Seite und/oder entstellende Asymmetrie	Kaum wahrzunehmende Beweglichkeit der betroffenen Gesichtshälfte	Keine Bewegungen in der betroffenen Gesichtshälfte möglich

Akut oder chronisch

In der medizinischen Fachsprache wird ein kurz andauernder Krankheitszustand als **akut** bezeichnet. Hingegen gilt eine Erkrankung als **chronisch**, wenn sie lange andauert. Bei der peripheren Fazialisparese unterscheidet man ebenfalls zwischen einem akuten und einem chronischen Verlauf. Während sich die akute Lähmung innerhalb der ersten Wochen und Monate wieder zurückbildet, kann die chronische Form einen langwierige-

ren Verlauf nehmen. Es kann in seltenen Fällen sogar zur vollständigen Irreversibilität kommen. Dies ist der Fall, wenn sich nach ca. 18 Monaten keinerlei Verbesserungen in der Aktivität der mimischen Muskulatur zeigen. Erhalten die Muskeln über einen längeren Zeitraum keine Impulse über die Nervenbahn, so findet eine Umbildung der Muskulatur in Fettgewebe statt. Danach ist eine Reaktivierung mimischer Funktionen nicht mehr möglich. Sollte sich der Genesungsverlauf längerfristig gestalten, dann ist es umso wichtiger, eine frühzeitige, optimal angepasste Unterstützung des Betroffenen in Form von Beratung, Hilfsmitteln und ggf. von Therapie einzuleiten.
Neben der Einteilung des Krankheitsverlaufs in akut und chronisch kann die Zeit der Genesung auch nach Phasen differenziert werden. Darauf wird ausführlicher im entsprechenden Kapitel eingegangen.

Idiopathisch oder symptomatisch

Die Formen der peripheren Fazialisparese werden abschließend eingeteilt in **idiopathisch** oder **symptomatisch**. Diese Aufteilung orientiert sich an den Ursachen der vorliegenden Lähmung.
Tritt eine Fazialisparese im Rahmen einer diagnostizierten Erkrankung (z. B. Borreliose, Tumorerkrankung, Diabetes) auf, wird sie als symptomatisch bezeichnet. Alle anderen peripheren Fazialisparesen sind idiopathisch (ohne nachweisbare Ursache).

| Klinik der Fazialisparese – was zeigt sich nicht auf den ersten Blick?

Die periphere Fazialisparese zeigt sich vordergründig als Funktionsstörung der mimischen Muskulatur. Hinzu kommt eine Reihe von Symptomen, die auf den ersten Blick nicht zu sehen sind. Im folgenden Kapitel geht es um die gesamte Bandbreite an Veränderungen und Einschränkungen, die eine Erkrankung des N. facialis mit sich bringen kann.

Der erkrankte Nerv – in welchem Tempo können sich die ersten Symptome entwickeln?

Charakteristisch für den Verlauf einer idiopathischen Fazialisparese sind das plötzliche Auftreten und die rasche Entwicklung des vollen klinischen Bildes über Nacht bzw. innerhalb weniger Tage (maximal 72 h). Dabei tritt die mimische Lähmung komplett oder inkomplett in einer Gesichtshälfte auf. Sehr selten kommt es zu einer Diplegie – einer Lähmung, die das gesamte Gesicht betrifft (ca. 3 %). Betroffene haben bei Erkrankungsbeginn zum Teil Schmerzen im Bereich des Mastoids (Warzenfortsatz hinter dem Ohr). Auch wenn der N. facialis keine sensiblen Fasern im Bereich der Wange führt, empfinden manche Erkrankte dort einen Verlust an Sensibilität.

> Das **Bell'sche Phänomen** ist ein physiologischer Schutzreflex des Auges. Dabei rollt sich der Augapfel beim Schließen des Auges nach oben. Da beim Gesunden das Auge in diesem Moment geschlossen ist, ist es normalerweise nicht sichtbar.

Das schlagartige Auftreten von Symptomen ist bei Fazialisparesen mit traumatischer Ursache zu beobachten. Mit dem Eintritt des Traumas (z. B. Fraktur der Schädelbasis) zeigen sich die verursachten Funktionsstörungen.
Bei symptomatischen Fazialisparesen entwickelt sich das klinische Bild langsamer. Eine Infektion mit dem Zoster oticus beispielsweise breitet sich kontinuierlich im Körper aus und schränkt die Funktionen des N. facialis allmählich ein.

Welche Auswirkungen zeigen sich im Gesicht?

In der folgenden Tabelle werden die auftretenden Symptome im Bereich der Gesichtsmuskulatur bei einer einseitigen Lähmung beschrieben. Sie unterscheiden sich nicht vom klinischen Bild einer beidseitigen Lähmung. Lediglich die diagnostische Möglichkeit eines

Seitenvergleichs der beiden Gesichtshälften entfällt. Die Symptomatik der Betroffenen reicht von geringgradigen motorischen Einschränkungen bis hin zu einer Paralyse, also einem kompletten Ausfall der Gesichtsmuskulatur der erkrankten Seite.

Tab. 2: Symptome einer paretischen vs. paralytischen Fazialiserkrankung

	Parese	Paralyse
Stirn		
in Ruhe	Die Stirn ist glatt bei erhaltener Symmetrie.	Die Stirn ist glatt bei komplettem Tonusverlust.
in Bewegung	Beim Stirnrunzeln geringe bis vollständig ausgeprägte Stirnfalten – schwere bis schwache Asymmetrie.	Kein Runzeln der erkrankten Stirnhälfte möglich – schwerste Asymmetrie.
Auge		
in Ruhe	Bei geöffneten Augen ist die Lidhebung nahezu symmetrisch, da die Augenheber im Gegensatz zu den Augenschließern nicht betroffen sind, bei eventuellem Ausdrehen des Unterlids (Ektropium). Der Lidschluss gelingt von sichtbarer Lidspalte bis hin zum vollständigen Verschluss. Dabei sind die Wimpern bei maximalem Lidschluss besser sichtbar (sign de cils).	Bei geöffneten Augen ist die Lidhebung nahezu symmetrisch, da die Augenheber im Gegensatz zu den Augenschließern nicht betroffen sind, bei eventuellem Ausdrehen des Unterlids (Ektropium). Ein kompletter Lidschluss ist nicht möglich (Lagophthalmus) bei deutlich vergrößerter Lidspalte auch im Schlaf. Das physiologische Aufwärtsrollen des Augapfels wird sichtbar = Bell'sches Phänomen.
in Bewegung	Blinzelbewegungen sind bzgl. Stärke und Tempo stark bis leicht eingeschränkt. Partielle Benetzung der Augenoberfläche.	Keine Blinzelbewegungen und somit fehlende Befeuchtungs- und Schutzfunktion.
Nase		
in Ruhe	Die Nasolabialfalte tritt leicht bis annähernd symmetrisch hervor.	Die Nasolabialfalte ist verstrichen. Durch den Ausfall des Nasenflügelhebers verkrümmt sich die Nase in extremen Fällen. Durch das Anlegen des Nasenflügels an die Nasenscheidewand ist die Nasenatmung behindert.
in Bewegung	Das Zeigen der Zähne gelingt kaum bis fast vollständig bei schwerer bis schwacher Asymmetrie.	Die Zähne können nicht gezeigt werden bei schwerster Asymmetrie.

	Parese	Paralyse
Wange		
in Ruhe	Die Wange ist leicht bis nahezu vollständig tonisiert.	Die Wange ist schlaff.
in Bewegung	Beim Aufblasen wölbt sich die Wange wenig bis fast symmetrisch.	Intraoraler Druck kann nicht aufgebaut werden – Saugen und Pfeifen sind nicht möglich.
Mund		
in Ruhe	Der Mundwinkel hängt – ein kompletter Mundschluss ist kaum bis nahezu vollständig möglich.	Der Mundwinkel hängt – ein kompletter Mundschluss ist nicht mehr möglich.
in Bewegung	Beim Lächeln verzieht sich der Mund zur gesunden Seite – schwere bis schwache Asymmetrie. Beim Lippenspitzen ist eine schwere bis schwache Asymmetrie zu beobachten.	Beim Lächeln verzieht sich der Mund zur gesunden Seite – schwerste Asymmetrie. Beim Spitzen der Lippen schieben diese zur betroffenen Seite aufgrund der fehlenden Gegenspannung.
Platysma		
in Ruhe	Das Platysma erschlafft – es bestehen keine sichtbaren Einschränkungen bei erhaltener Halssymmetrie.	Das Platysma erschlafft – es bestehen keine sichtbaren Einschränkungen bei erhaltener Halssymmetrie.
in Bewegung	Das Anspannen, z. B. beim Rasieren, oder das Herunterziehen des Mundwinkels bzw. des Unterkiefers ist schlecht bis eingeschränkt möglich.	Das Anspannen, z. B. beim Rasieren, oder das Herunterziehen des Mundwinkels bzw. des Unterkiefers ist nicht möglich.

Welche indirekten Folgen ergeben sich durch die nicht funktionsfähige Mundmuskulatur?

Die Mundaststörung führt bei der Mehrzahl der Betroffenen zu einer Artikulationsstörung (Dysarthrie) und/oder zu einer Schluckstörung (Dysphagie).

▶ Dysarthrie

Die eingeschränkte Lippenfunktion und der damit verbundene inkomplette Mundschluss führen zu einer eingeschränkten Artikulation. Direkt betroffen sind die labial gebildeten Konsonanten /p/, /b/, /m/ und /f/. Durch die unzureichende Lippenrundung kommt es zu einer wenig präzisen Bildung der Laute /o/, /u/ sowie /sch/. Die eingeschränkte Lippenspreizung beeinträchtigt die Artikulation von /i/, /e/ und /s/. Das Sprechen der Betroffenen wirkt verwaschen und undeutlich.

▶ Dysphagie

Im Rahmen einer Fazialisparese kann es zu einer Schluckstörung in der ersten Schluckphase, der oralen Phase, kommen. Das Kauen ist nur eingeschränkt möglich. Es verbleiben Essensreste (Residuen) in der Wangentasche, die nur erschwert von dort heraustransportiert werden können. Des Weiteren können beim Essen und Trinken Nahrungsbestandteile und Getränke unkontrolliert aus dem durch die Lähmung offenstehenden Mundwinkel herausfließen.
Die eingeschränkte Sensibilität im Mundinneren kann die sich anschließenden Schluckphasen stören. Meist baut sich durch vermehrtes Verschlucken die Angst davor auf. Sie beeinflusst wiederum den gesamten Schluckablauf negativ und aus einer anfänglich leichten Schluckstörung kann eine schwere Dysphagie entstehen.

Welche Symptome kann ein Betroffener darüber hinaus wahrnehmen? Wie erklären sich diese?

Wie bereits im Kapitel zur Anatomie des N. facialis erwähnt, führt dieser Nerv neben den motorischen Fasern zur Innervation der mimischen Muskulatur auch sekretorische, gustatorische und sensible Fasern. Je nach Läsionsort variiert das klinische Bild der peripheren Fazialisparese, wie die Abbildung 11 zeigt.

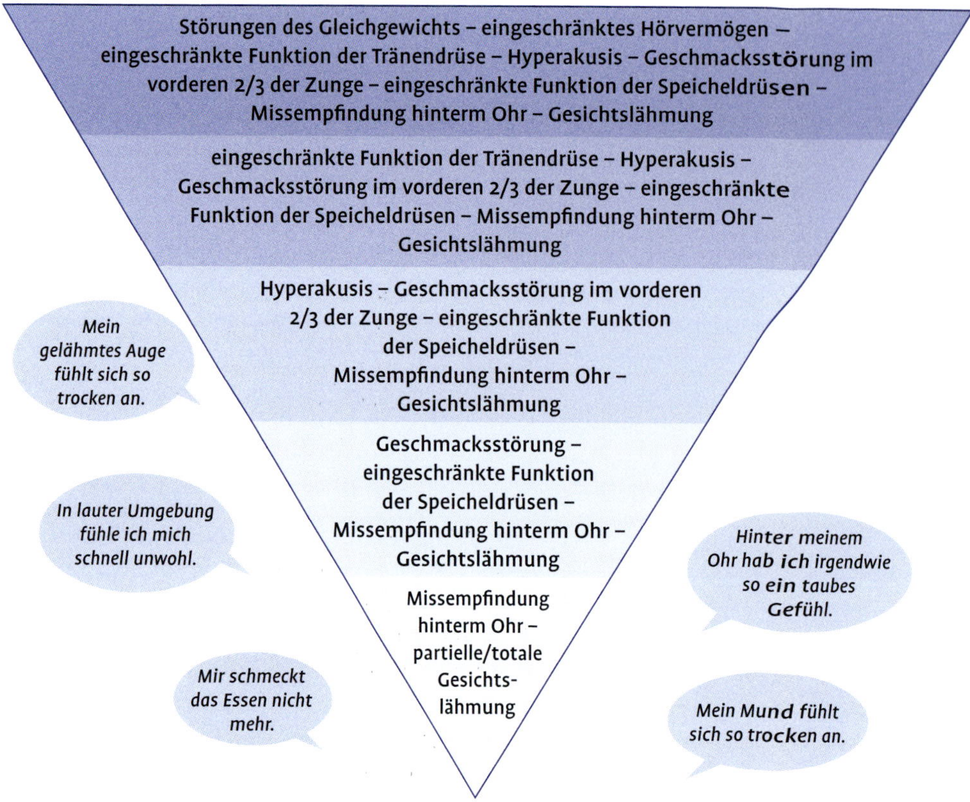

Abb. 12: Darstellung der Begleitsymptome einer peripheren Fazialisparese

Je näher die Läsion des Fazialisnervs am Hirnnervenkern liegt, desto größer ist das Spektrum an Symptomen zusätzlich zur Gesichtslähmung.

Welche Auswirkungen kann die periphere Fazialisparese auf psychischer und psychosozialer Ebene haben?

„Neben der Belastung durch das gestörte Gleichgewicht empfand ich zunächst eine große seelische Belastung. Die Gedanken kreisten in den Krankenhaustagen um meinen Beruf, um meine Selbstständigkeit.“ (S. H.)

Ein nicht zu unterschätzendes Problem im Zusammenhang mit einer Fazialisparese ist die psychische bzw. psychosoziale Belastung. Die Veränderung des Gesichts der betroffenen Person führt auf psychologischer Ebene zu **Angst** und **seelischer Belastung.**

▶ Angst

Mit dem Auftreten der Erstsymptome stellt sich bei den meisten eine große Verunsicherung und Angst ein. So meinen 50 % der Erkrankten zunächst, sie hätten einen Schlaganfall erlitten. Viele assoziieren „den hängenden Mundwinkel" mit einem Hirninfarkt. 25 % der Betroffenen fürchten, ihre Symptome der Gesichtslähmung werden durch einen Hirntumor verursacht. Das restliche Viertel hat keine genaue Vorstellung, was die Ursache für ihre Einschränkungen sein könnte, und ist deshalb verängstigt.

▶ Seelische Belastung

Unser Gesicht und die unterschiedlichsten mimischen Ausdrücke, die wir damit erzeugen können, dienen uns Menschen als wichtiger Faktor in der Kommunikation. Mit einer Fazialisparese ist man in den Möglichkeiten, seine **Emotionen über Gesichtsausdrücke deutlich zu machen, eingeschränkt.** Sollte der Erkrankte zusätzlich von einer Dysarthrie betroffen sein, kann er weder auf sein nonverbales noch auf sein verbales Kommunikationssystem verlässlich zurückgreifen. Deshalb ziehen sich Patienten mit einer Gesichtslähmung häufig zurück. **Sie meiden zwischenmenschlichen Kontakt und leiden an psychosozialen Belastungen.**

Menschen mit einer Fazialisparese haben den **Eindruck, dass ihr Gegenüber ihren mimischen Ausdruck eher als negativ bewertet,** obwohl sie beispielsweise lachen. Dass sie sich darin **nicht täuschen,** konnte in einer Studie belegt werden.

Dieses indirekte Symptom ist unabhängig davon, in welcher Phase sich die erkrankte Person befindet. Depressionen treten vermehrt in der chronischen Phase einer Gesichtslähmung auf, können sich aber bereits bei einer akuten Lähmung entwickeln.

> Nicht das objektive Ausmaß der Lähmung bestimmt den Grad der Depression. Vielmehr ist es der subjektiv empfundene Schweregrad der Fazialisparese, der zu psychischen Beschwerden führt.

Das Problem wird dadurch verstärkt, dass diesen Belastungen im Rahmen der Untersuchungen und Behandlungen oft keine Beachtung geschenkt wird.

Die Phasen der Erholung – die Prognose der peripheren Fazialisparese

Insgesamt ist die Prognose einer peripheren Fazialisparese laut den entsprechenden medizinischen Leitlinien gut.

Wie verläuft die Erholung einer peripheren Fazialisparese?

Möchte man den temporären Krankheitsverlauf in Phasen einteilen, ist es das Ziel, die gesamte Bandbreite möglicher Ausprägungen einer PFP abzubilden und einzuordnen. Je nach Ursache, Ort und Schweregrad der Läsion unterscheiden sich das klinische Bild, die Heilungsaussichten und letztendlich der zeitliche Verlauf der Fazialiserkrankung. Die Einteilung in eine akute, akut-chronische und chronische Phase ist in mancher Literatur gebräuchlich. Sie gibt lediglich an, ob man sich am Beginn der Erkrankung befindet (akut) oder ob diese schon länger besteht (chronisch). Hinsichtlich therapeutischer Interventionen hat sie jedoch geringfügige Bedeutung. Da bereits bei der ärztlichen Diagnosestellung zwischen einem kompletten Funktionsausfall und einer Funktionsbeeinträchtigung differenziert wird, präferieren wir an dieser Stelle eine Einteilung, die diese beiden Erscheinungsformen berücksichtigt.
Somit unterscheiden wir im Krankheitsverlauf die Phase der Paralyse – die komplette Lähmung – und die Phase der Parese, die keine Funktionsausfälle, aber -einschränkungen von schwer bis geringgradig umfasst. Da sich bei Erkrankungen des Fazialisnervs – außer er ist bei der Schädigung komplett durchtrennt worden – i. d. R. immer eine Phase der **Remission** anschließt, entspricht die Phase der Parese zugleich der **Erholungsphase**. Schwere Verläufe beginnen häufig in der paralytischen Phase und durchlaufen die paretische Phase im zeitlichen Kontinuum.

Paralyse → **Parese →** **vollständige Genesung**

Parese → **vollständige Genesung**

Abb. 13: Genesungsverläufe der peripheren Fazialisparese

Bei der fazialen Paralyse, d. h. bei einem kompletten Ausfall des 7. Hirnnervs, kann es bis zu 3 Monaten dauern, bis sich Remissionszeichen zeigen. Diese Zeit bezeichnet Peitersen (2002:10) als „hibernation of the facial“, also als eine Art „Winterschlaf“ des Fazialisnervs. Für den Beobachter bzw. Betroffenen erscheint der Nerv leblos, während längst ein Reparaturprozess in Gang gesetzt wurde. Im Grunde genommen ist die Bezeichnung Phase der Paralyse an dieser Stelle nicht korrekt.

Bei einem Großteil der Erkrankten endet die Erholungsphase, die zeitlich individuell deutlich variieren kann, mit der vollständigen Genesung. Es liegen keine Einschränkungen – zumindest bzgl. der Funktionalität der betroffenen Gesichtshälfte – mehr vor. Ein Gefühl der Angst und Unsicherheit kann aber noch länger bestehen.

Was, wenn die Erholungsphase nicht mit der vollständigen Genesung endet?

Ein geringer einstelliger prozentualer Anteil der Erkrankten leidet selbst nach längerer Erholungsphase an einer **Restsymptomatik**. Dabei handelt es sich um Funktionen, die eine vollständige Rehabilitation im Hinblick auf Bewegungsmöglichkeiten oder Kraft nicht wieder erreichen konnten. So kann z. B. die ursprüngliche Gesichtssymmetrie auch nach mehrmonatiger Therapie nicht wieder hergestellt werden.
Darüber hinaus kann es durch eine mögliche „Fehlverkabelung“ der betroffenen Nervenfasern im Krankheits- bzw. Erholungsverlauf zu ungewollten, nicht intendierten Parallelbewegungen kommen. Bei wenigen Klienten ist beispielsweise zu beobachten, dass sich mit jedem reflektorischen Augenlidschluss der Mundwinkel der paretischen Seite mitbewegt. Diese fehlgeschalteten Bewegungen nennt man **Synkinesien**.
Aufgrund der abweichenden Bewegungsinitiierung ist eine vollständige Genesung durch eigenständiges Üben bzw. durch eine entsprechende medikamentöse Versorgung kaum zu erwarten. Verbesserungen durch therapeutische Interventionen bzw. chirurgische Eingriffe sind dennoch möglich. Letztere sind nicht Thema dieses Ratgebers.
Somit mündet in manchen Fällen die Erholungsphase in die **Phase der Fehlheilung.** In der aktuellen Literatur wird diese Phase als Defektheilungsphase bezeichnet. Wir bevorzugen den Begriff **Fehlheilung**, im Sinne eines **fehl**geleiteten **Heilungsprozesses**. Dieser Ausdruck impliziert eine Abweichung vom erwarteten Ergebnis der Regeneration, lässt aber therapeutische Spielräume für Verbesserungen. Deswegen handelt ein gesondertes Kapitel dieses Ratgebers von der Phase der Fehlheilung.

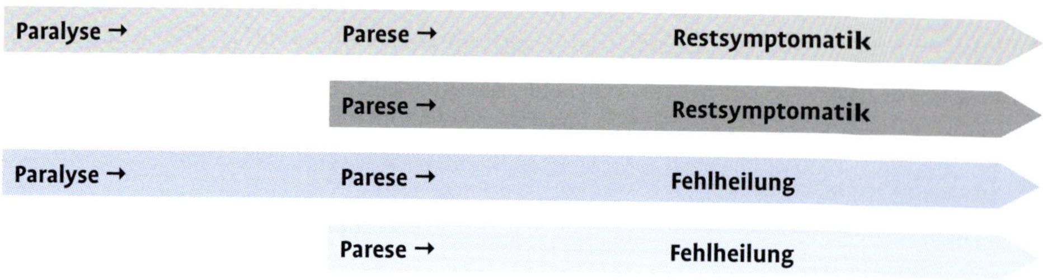

Abb. 14: Verläufe mit Restsymptomatik bzw. bei Fehlheilung

Die Prognose einer peripheren Fazialisparese – was wirkt sich begünstigend aus?

Nahezu alle Erkrankten genesen vollständig innerhalb der ersten Wochen und Monate unter medizinischer (meist medikamentöser) bzw. medizinisch-therapeutischer Behandlung. Nur in wenigen Fällen reicht die Krankheitsphase darüber hinaus. Sie zeigt sich im Fortbestehen von funktionalen Defiziten und spezifischen Symptomen. Krokodilstränen beim Kauen oder andere nicht beabsichtigte Bewegungsmuster können auftreten und sind nicht Teil des physiologischen Erholungsprozesses. Eine Fehlheilung liegt vor.

Eine **Kopenhagener Längsschnittstudie** an über 2500 an einer PFP erkrankten Patienten beobachtete über einen Zeitraum von einem Jahr in regelmäßigen Abständen die Heilungsverläufe der teilnehmenden Patienten.
Die Gruppe der Patienten zeigte sich heterogen bezüglich der zugrunde liegenden Ursachen:

- Idiopathische PFP (1701)
- Kongenitale PFP (169)
- Herpes Zoster bedingte PFP (116)
- Traumatisch bedingte PFP (95)
- Symptomatische PFP bei Diabetes mellitus (76)
- Symptomatische PFP im Rahmen einer Schwangerschaft (46)
- Weitere Ätiologien in geringerer Verteilung

Eine Frage innerhalb der Studie beschäftigte sich mit dem Beginn der Remission. 85 % der Patienten erlebten einen Rückgang der Paralyse bzw. Parese innerhalb der ersten 3 Wochen. Die restlichen 15 % konnten erst nach 3–5 Monaten eine Rückkehr der Funktionen wahrnehmen.

Innerhalb des einjährigen Beobachtungszeitraums nach Erkrankung verschwand die PFP bei 71 % der Patienten komplett. Nach einem Jahr berichteten noch 12 % der Probanden von einer leichten, 13 % von einer weniger leichten und 4 % von einer schweren Form der PFP. Im Ergebnis zeigte die Studie, dass über ein Viertel der Patienten ein Jahr nach Beginn der PFP mit deren Folgen lebte.
Darüber hinaus konnten in der breit angelegten Studie **Prognosefaktoren** gefunden werden, in deren Zusammenhang generalisierte Aussagen über den Heilungsverlauf abgeleitet werden können.

Der **Grad der Schädigung** ist neben dem Remissionsbeginn (Onset) entscheidend für den Heilungsverlauf.

Das **Alter** korreliert mit dem Heilungsergebnis in der Art, dass 84 % der erfassten Patienten in der Gruppe der 15- bis 29-Jährigen vollständig genesen konnten im Gegensatz zu einem Drittel in der Gruppe der über 60-Jährigen. Betroffene höheren Alters haben längerfristiger und in größerem Ausmaß unter den Folgen einer PFP zu leiden als jüngere Erkrankte.

Das **Auftreten bzw. Fehlen diverser Symptome** hat prognostische Aussagekraft. Ein gut erhaltener Geschmackssinn bzw. Stapediusreflex (schützt das Innenohr vor Schäden durch zu laute Geräusche) und eine unbeeinträchtigte Tränendrüsentätigkeit weisen auf eine bessere Prognose hin; das Auftreten von postaurikulären Schmerzen (hinter dem Ohr) verschlechtert die Prognose.

Ebenfalls prognostischen Charakter haben die zugrunde liegenden Ursachen der Erkrankung. Bei PFPen, die auf eine Herpes-Zoster-Infektion zurückzuführen sind, verbleibt eine größere Restsymptomatik als bei den Bell-Paresen, die alle eine Erholung der Muskelfunktionen erreichen und in großer Anzahl kurzfristig und vollständig ausheilen.

Zusammenfassend haben periphere Fazialisparalysen mit spätem Erholungsbeginn, d. h. 5–6 Monate nach Erkrankungsbeginn, die schlechteste Prognose.

Periphere Fazialisparesen mit frühem Erholungsbeginn innerhalb der ersten drei Wochen scheinen die beste Prognose zu haben.

Diagnostik und Therapie der peripheren Fazialisparese: ein Behandlungsfeld der Logopädie

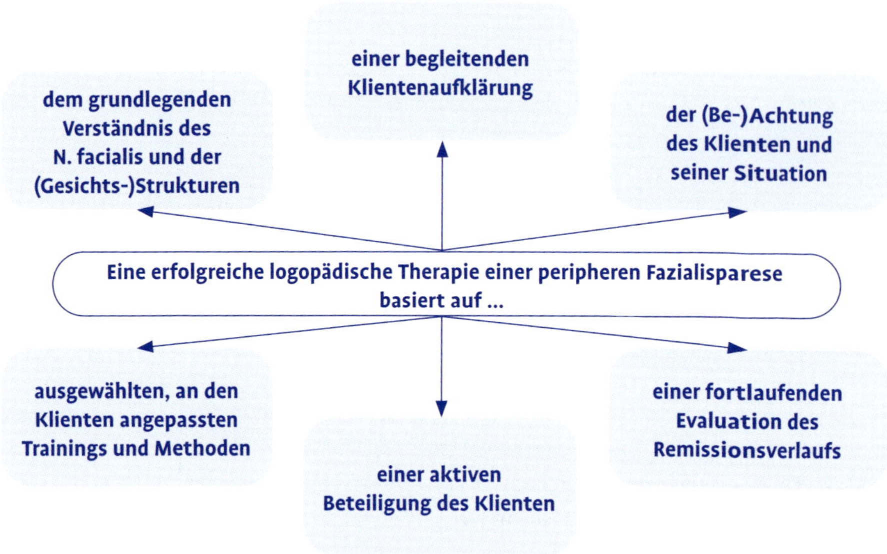

Abb. 15: Konzept einer erfolgreichen logopädischen Therapie der peripheren Fazialisparese

Der hier skizzierte Anspruch an die Arbeit von Logopäden, die mit der Behandlung einer PFP beauftragt sind, zeigt deren Komplexität nicht nur im Hinblick auf die im Kapitel Klinik beschriebenen Einschränkungen, sondern auch bzgl. ihrer Therapie.

Darüber hinaus hat sich in den letzten Jahren in der Medizin ein Paradigmenwechsel vollzogen. In der Vergangenheit wurde eine Erkrankung ausschließlich mithilfe der Internationalen statistischen Klassifikation der Krankheiten und verwandter Gesundheitsprobleme (**ICD-10** – International **C**lassification of **D**isease in der 10. Fassung) klassifiziert. Auftretende Symptome und Einschränkungen werden innerhalb eines vorgegebenen Schemas eindimensional beschrieben und erfasst. Die hier fokussierten Krankheiten des N. facialis werden beispielsweise mit den ICD-10-Codes der Gruppe G51.- verschlüsselt. Mit der Einführung der **Internationalen Klassifikation der Funktionsfähigkeit, Behinderung und Gesundheit (ICF)** der Weltgesundheitsorganisation (WHO) im Jahr 2001 hat sich der Blick auf das Auftreten von Krankheiten grundlegend verändert. Jede Krankheit wird neben der Erfassung durch einen ICD-Code im Kontext der Lebenssituation der einzelnen betroffenen Person gesehen. Dieser Blick ist die Basis für die im Anschluss beschriebene therapeutische Intervention. Ergänzendes kann im Kapitel zur ICF nachgelesen werden.

Wie sieht eine individuell ausgerichtete therapeutische Herangehensweise aus?

Sowohl das vielschichtige funktionale Krankheitsgeschehen als auch dessen multifaktoriellen Auswirkungen auf das Wohl und den Alltag des Betroffenen werden in der **Diagnostik** und der **Therapie** berücksichtigt. Eine Begegnung auf Augenhöhe zwischen der erkrankten Person und dem Therapeuten ist dafür wichtig. Daher wird in diesem Buch der Begriff „Klient“ für die betroffene Person verwendet. Er impliziert ein gleichberechtigtes Verhältnis zwischen dem Logopäden, als Experten in der Behandlung einer PFP einerseits, und dem Hilfesuchenden andererseits. Der Klient wird als Experte für sich und seine Ziele anerkannt. Mit seinen Ressourcen wird er aktiv an der Behandlung beteiligt und in seiner Verantwortung bestärkt.

1. Die logopädische Diagnostik – Anamnese und Befunderhebung

Jeder Erkrankte erhält vom Arzt und – im Falle einer erforderlichen Therapie – vom behandelnden Logopäden eine Diagnose. Durch die Berücksichtigung diverser persönlicher, sich wandelnder Kontexte ist es eine **individuelle Diagnose**. Neben der Erkrankung rückt der Betroffene in den Fokus.

Eine aussagekräftige Diagnostik umfasst deshalb eine **Anamnese** mit und eine **Selbsteinschätzung** durch den Klienten sowie eine **Befunderhebung** durch den Logopäden. Da es sich bei der PFP um eine Erkrankung handelt, die i. d. R. plötzlich auftritt und sich in den meisten Fällen allmählich erholt, ist eine begleitende **Verlaufsdiagnostik** in regelmäßigen Abständen sinnvoll.

Anamnese im logopädisch-therapeutischen Setting

Die Anamnese stellt sowohl im medizinischen als auch im therapeutischen Kontext meist den **Erstkontakt bzw. das Erstgespräch zwischen Klienten und Therapeuten** dar. Sie zielt darauf ab, eine erste Beziehung zwischen beiden aufzubauen. Darüber hinaus soll die Anamnese neben der **Informationsgewinnung** Einblick geben in die individuelle **Handlungsfähigkeit des Einzelnen im Rahmen der Erkrankung**. Deshalb sollen entsprechende Fragen gestellt werden.

Bezogen auf die PFP ist es wichtig, die direkten Auswirkungen der Symptome auf das Leben des Betroffenen zu kennen, um **effektive Alltagsunterstützung** in der Therapie leisten zu können. So kann sich beispielsweise eine vorliegende Augenproblematik unterschiedlich auswirken. Einem Mountainbiker oder einem überwiegend am Computer arbeitenden Klienten wird man in diesem Bereich aufgrund der deutlichen Augenbelastung eine weiterführende Beratung anbieten müssen. Ein betroffener Klient in einem Sprecherberuf wiederum kann verstärkt von Hilfestellungen im Bereich der Artikulation profitieren. Die Vorstellungen des Klienten stehen dabei im Mittelpunkt. **Es geht um seine Ziele.** Die Planung der sich anschließenden logopädischen Therapie baut auf diesen Zielen auf. Unabhängig davon, dass Ziele im Therapieverlauf wiederholt kontrolliert und neu „gesteckt" werden müssen, ist es hilfreich, Therapieziele **„SMART"** zu formulieren.

Tab. 3: Ziele nach SMART

Art des Therapieziels	Umsetzung in der logopädischen Therapie	Was bedeutet das konkret für die logopädische Therapie
Specific	genau	Was soll konkret verbessert werden? **Keine allgemeinen Zielformulierungen**
Measurable	messbar	Wie lassen sich Verbesserungen erfassen? **Bewertungsskalen** in Form von Prozenträngen, Schulnoten, Skalen von 1 bis 10 etc.
Attractive	attraktiv und akzeptiert	Wie bedeutsam ist das Ziel für den Betroffenen?
Realistic	realistisch	Können die Ziele mit den Möglichkeiten einer Therapie erreicht werden? **Realistische Kontexte schaffen**
Timed	terminiert	Wie viel Zeit ist für das Erreichen des Ziels geplant? **Zeitlich nahe Teilziele erhöhen die Motivation**

Angewandt auf das Symptom der abweichenden Gesichtssymmetrie könnten folgende SMART-Ziele festgelegt werden:

Der Klient möchte die Angleichung beider Gesichtshälften erreichen. Da dieses Ziel zu allgemein ist, benötigt es ein *spezifischeres*. Bis zur Rückkehr der fazialen Funktionen und mimischen Bewegungen der betroffenen Seite besteht die Gefahr einer Überaktivität der gesunden. Deshalb könnte ein *spezifischeres Ziel* die Beibehaltung der Mittellinie im Gesicht innerhalb aktiver Übungen sein. *Messbar* wird dieser Fortschritt anhand von Aufnahmen (Fotos, Videos). Die *Attraktivität* dieses Ziels erklärt sich durch den Wunsch, den früheren Gesichtsausdruck und das Aussehen wiederzuerlangen. Da mit einer Erholung des Gesichtsnervs zu rechnen ist, ist diese Zielsetzung *realistisch*. Abhängig von der Ursache (z. B. idiopathische PFP) kann dieses Ziel auf drei Monate nach Erkrankungsbeginn *terminiert* werden.

Befunderhebung einer PFP

Innerhalb des logopädisch-therapeutischen Settings ist es zu Therapiebeginn unerlässlich, die **aktuellen Beschwerden** des betroffenen Klienten zu erfassen und bzgl. ihres Ausprägungsgrades einzuordnen. Um einer aussagekräftigen „Momentaufnahme" nahe zu kommen, bedarf es neben der **Erfassung der Symptomatik durch den Therapeuten der Einschätzung des Betroffenen.**

▶ Selbsteinschätzung der PFP

Fragebögen zur Selbsteinschätzung ermöglichen es dem Klienten, seine durch die PFP verursachten Einschränkungen „zu Papier zu bringen" und zu bewerten. Ein geeignetes Diagnostikinstrument könnte der **Facial Disability Index (FDI)** sein. Er ist schnell durchzuführen und ermöglicht in regelmäßigen Abständen eine subjektive Erfassung körperlicher und sozialer (Wohlbefinden) Funktionen. Fortschritte in der Rehabilitation lassen sich damit dokumentieren.

> Link zum Artikel mit dem deutschen FDI und FaCE
> **https://www.researchgate.net/publication/232248075_Emotional_Impact_of_Facial_Palsy**

Mit dem **Facial Clinimetric Evaluation (FaCE)** Fragebogen liegt ein weiteres informelles Diagnostikmaterial für den betroffenen Klienten vor, um dessen funktionelle (in Ruhe und in Bewegung), sensorische, emotionale und partizipative Situation im Kontext einer PFP zu beschreiben.

▶ Logopädische Diagnostik der PFP

Zur **Befunderhebung** kann der Therapeut verschiedene Parameter heranziehen, um die Symptomatik zu beschreiben:

- Betroffene Gesichtshälfte und -partien
- Verhalten der betroffenen Gesichtshälfte in Ruhe bzw. in Bewegung
- Bewegungsart einzelner Muskeln bzw. Muskelgruppen, z. B. komplett, inkomplett, schnell, langsam, verzögert, isoliert, selektiv etc.
- Kontinuität der Gesichtsbewegungen (Qualität, Quantität, Anstrengung)
- Auftreten von Parallelbewegungen

Dem Therapeuten stehen zur Erfassung der funktionalen Seite der PFP die bewährten Grading-Instrumente **Stennert-Index**, das **Sunnybrook Faziale Bewertungssystem (SFBS)** und die **House-Brackmann-Skala** zur Verfügung. Da es testkonzeptionistisch nicht möglich ist, eine Orientierung an Normwerten bzw. prämorbiden Werten vorzunehmen, gibt es kaum objektive Beurteilungsverfahren. Die oben genannten Systeme werden vom Therapeuten möglichst objektiv ausgefüllt. Voraussetzung hierfür ist das

Wissen des Therapeuten um das normale Bewegungsrepertoire des Gesichts und eine gute Wahrnehmungs- und Beschreibungskompetenz im Hinblick auf die faziale Problematik.

Die **House-Brackmann-Skala** ist ein weitverbreitetes und anerkanntes Diagnostikverfahren zur Einschätzung des Schweregrades einer PFP auf einer 6-stufigen Skala. Von Grad I (Normalfunktion) bis Grad VI (Paralyse ohne Funktionserhalt) werden Bewegungen von Stirn, Auge und Mund sowohl in Ruhe als auch in Bewegung klassifiziert. Auftretende Synkinesien werden genannt, finden jedoch keine isolierte Betrachtung.

Das **Sunnybrook Faziale Bewertungssystem**, das ebenfalls ausschließlich für eine PFP konzipiert wurde, bewertet im Einzelnen die unterschiedlichen Gesichtsregionen in Ruhe und in Bewegung. Es bezieht sekundäre Folgen wie Synkinesien mit ein.
Die Beobachtungen werden innerhalb einer 4-stufigen (Einordnung Synkinesien) bzw. 5-stufigen (Willkürbewegungen) Skala eingeordnet. Die erzielten Scores (Ruhe-Symmetrie, willentliche Bewegungen und Synkinese) ergeben einen Gesamtscore. Dieser ermöglicht eine spätere Vergleichsdiagnostik zur Erfassung von Veränderungen.

2. Logopädische Therapie

Zu Beginn der therapeutischen Arbeit im Kontext einer peripheren Fazialisparese muss sich die behandelnde Person bewusst sein, dass bei dieser Erkrankung keine vorgegebenen und starren Behandlungsmuster genügen können.
Die unterschiedlichen Ursachen und erwartbaren Verläufe erfordern ein interdisziplinäres und spezialisiertes Prozedere. Interdisziplinarität meint an dieser Stelle eine gute Vernetzung und einen regelmäßigen Austausch der involvierten Ärzte und Therapeuten untereinander.
Die Komplexität des Einzelfalls, d. h. die Individualität der Symptomatik und deren Auswirkungen auf den Patienten, erfordern vom Therapeuten eine besondere Vorgehensweise. **Therapeutisches Handeln** bewegt sich generell im Feld von (vorläufigem) Wissen, das durch **systematische Forschung** erlangt wurde, und von **therapeutischem Handeln**, das auf der „subjektive[n] Erfahrung und Expertenmeinung" (Bürki & Steiner 2012: 189) des einzelnen Logopäden basiert. Da die PFP nur wenig regelhaft auftritt, ermöglicht dieser **Handlungsspielraum** die für eine wirksame Behandlung notwendige Flexibilität auf der Basis von Wissen, Urteilsvermögen und Erfahrung. Dieser Denk- und Handlungsansatz der **evidenzbasierten Praxis (EBP)** ermöglicht die **beste Praxis für die Betroffenen.**

Phasenorientiertes Behandeln

Eine Orientierung im Rahmen der Behandlung einer PFP bieten die bereits beschriebenen Phasen der Erholung. 70–85 % aller peripheren Fazialiserkrankungen heilen vollständig aus und durchlaufen i. d. R. eine paretische Phase mit eventuell vorangegangener Phase der Paralyse. Jede der beiden Phasen ist durch eine spezifische Symptomatik gekennzeichnet und erfordert vom behandelnden Logopäden eine Vorgehensweise, die im Anschluss skizziert wird.

Die Betroffenen mit einem schnellen Remissionsverlauf werden kaum in der logopädischen Praxis vorstellig – sie könnten dennoch von einer begleitenden Beratung profitieren. Für den verbleibenden Prozentsatz kann es zu Abweichungen im Heilungsprozess kommen. Diese von uns als Fehlheilung beschriebene Entwicklung und die damit verbundene therapeutische Konsequenz ist im entsprechenden Kapitel beschrieben.

Logopädisches Handeln in der paralytischen Phase

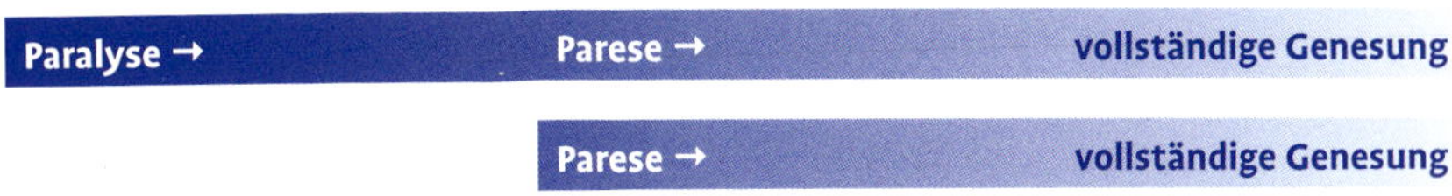

Abb. 16: Genesungsverläufe der peripheren Fazialisparese

Kennzeichen: Die betroffene Seite ist schlaff gelähmt und kann keine Bewegungen initiieren. Die Symmetrie des Gesichts – in Ruhe nahezu unbeeinträchtigt bis deutlich eingeschränkt – ist in Bewegung aufgehoben. Der Augenschluss ist häufig nicht vorhanden, eventuell bei trockenem oder tränendem Auge. Der Mundwinkel hängt und erschwert die Nahrungsaufnahme, die Mundhygiene und das Sprechen.

Schwerpunkte der logopädischen Therapie:

1. Information und Beratung
   - zum Schutz des Auges vor dem Austrocknen, vor Schmutz, Licht, Zugluft (z. B. Hygiene- bzw. Kosmetikartikel)
   - zu Unterstützungsmöglichkeiten für Mimik und Artikulation
   - zum Verbalisieren von Emotionen
   - zu Hilfestellungen für das Essen und Trinken
   - zu Gesprächsangeboten zur Krankheitsbewältigung bzw. Verweis an Institutionen mit entsprechenden Hilfsangeboten

2. Passive Übungen und beginnende Rehabilitation
   - Bei Bedarf Durchführung einer Lymphmassage im orofazialen Bereich, um Wassereinlagerungen aufgrund der Bewegungsunfähigkeit im Gesicht bzw. der betroffenen Gesichtshälfte zu mobilisieren.

- Massage beider Gesichtshälften, um die Gewebsschichten strukturell beweglich zu halten und günstige Voraussetzungen für die Remission des N. facialis zu schaffen.
- Taping des Unterlids bzw. des Mundwinkels und der Wange zum Erhalt der Gesichtssymmetrie und zur propriozeptiven Rückmeldung.
- Um eine kompensatorische Hyperaktivität der gesunden Seite zu vermeiden, ist das wiederholte Berühren bzw. Entspannen und Stretchen der gesunden Wange, des Kiefergelenks, des Mundwinkels und der Stirn günstig.

Logopädisches Handeln in der paretischen Phase

Kennzeichen: Tonusveränderungen der Gesichtsmuskulatur beginnen und kündigen sich teilweise durch Kribbeln, durch ein Ziehen in der Muskulatur oder in Form von leichten Verkrampfungen an. Erste kleine Bewegungen auf der betroffenen Seite sind möglich. Häufig folgt die Erholung des Gesichts einem bestimmten Muster. Die Gewebsregionen, die der Fazialisaustrittsstelle (s. Kapitel Anatomie) näher sind (v. a. Stirn, Auge), erholen sich früher als weiter entfernte Strukturen (Lippen). Die Symmetrie sowohl in Ruhe als auch in Bewegung stellt sich sukzessive wieder ein. Der Augenschluss verbessert sich zunehmend.

Schwerpunkte der logopädischen Therapie:

1. Information und Beratung
   - Bleibt inhaltlich gleich (s. o.)
2. Vorbereitende Übungen
   - Um eine optimale Ausgangsbasis für den sich anschließenden aktiven Teil zu erreichen, können Wärme, Stretches, Massagen oder Behandlungen mit dem Schallwellengerät im gesamten Gesicht zur Entspannung beitragen.
3. Aktive Übungen
   - Die ersten kleinen mimischen Bewegungen werden ggf. mithilfe des Spiegels wahrgenommen. Unter Beibehaltung der Gesichtssymmetrie wird eine neuromuskuläre Behandlung durchgeführt. Gesichtsbewegungen werden klein und selektiv trainiert. Artikulationsübungen können die vorliegende Dysarthrie verbessern. Übungen aus der klassischen Dysphagietherapie setzen an einer eventuell vorhandenen Schluckstörung an. Häusliche Übungen erfolgen nur nach individueller Anpassung und Anleitung.

Es gibt verschiedene Faktoren, deren Berücksichtigung sich in **jeder Behandlungsphase und -einheit** anbieten. Sie können einerseits – **als Wegbereiter** – die Remission unterstützen oder andererseits – **als Stolpersteine** – den Heilungsprozess stören, Sekundärfolgen hervorbringen bzw. verstärken.

Wegbereiter

- **Empathie!** Nicht die Diagnose „Fazialisparese" wird therapiert, sondern die Person mit Veränderungen ihrer „eigenen" Mimik. Seien Sie ein verständnisvoller, transparenter und geduldiger Therapeut für Ihren Klienten!
- **Augenschutz!** Weisen Sie Ihren Klienten frühzeitig und kontinuierlich auf die Durchführung von Schutzmaßnahmen hin!
- **Symmetrie!** Sobald erste mimische Übungen durchgeführt werden können, ist die Beachtung der Symmetrie ein wichtiger Übungsaspekt. Stellen Sie zu Beginn der Übungseinheit die Symmetrie im ruhenden Gesicht sicher (u. a. durch Wärme, Ausstreichen, Vibrationen oder Massagen)!
- **Haltung!** Achten Sie auf einen stabilen Haltungshintergrund als Ausgangspunkt für die Übungsbehandlung! Zu Beginn der Therapie sollen Kraftanstrengungen in Form von Haltemechanismen reduziert werden. Die Behandlung kann im Sitzen oder Liegen erfolgen. Letzteres ist zu empfehlen, wenn der Einfluss der Schwerkraft auf die Gesichtsmuskulatur verringert werden soll (z. B. Lidschlussübungen).
- **Verspannungen!** Beachten Sie Verspannungen im gesamten Körper, insbesondere im Oberkörper-Schulter-Hals-Gesicht-Bereich! Eine Eutonisierung in diesen Bereichen ermöglicht optimale Spannungszustände in der betroffenen Gesichtspartie. Palpieren Sie regelmäßig den M. masseter! Dieser wird vom N. trigeminus innerviert und behält dadurch seine Funktion auf der betroffenen Seite bei. Ein kompensatorischer Hypertonus kann die Folge sein.
- **Mobilisation!** Halten Sie die einzelnen Gewebsschichten (Haut, Muskeln, Nerven, Bindegewebe) gegeneinander verschiebbar, besonders wenn noch keine aktiven Bewegungen möglich sind. Beziehen Sie die gesamte Schädel- und Halsregion – dem Verlauf der Äste des N. facialis folgend – mit ein.
- **Die Sensorik leitet die Motorik!** Ermutigen Sie Ihren Klienten wiederholt dazu, durch eigene Berührungen das Spüren im gesamten Gesicht zu erfahren! Dies erleichtert die Rückkehr motorischer Funktionen.
- **Anweisungen!** Der Sprachgebrauch in Ihren Anweisungen beeinflusst die Qualität der Bewegungsdurchführung. Verwenden Sie weniger mechanische Anweisungen, wie z. B.: „Ziehen Sie die Stirn nach oben"! Erfahrungsgemäß sind emotionale Aufforderungen, wie z. B.: „Schauen Sie erstaunt", zugänglicher. Auch die Stärke und Kraft, mit der der Klient eine Bewegung durchführen soll, kann durch den Einsatz eines entsprechenden Vokabulars („sanft", „kräftig") gelenkt werden. Seien Sie ein Modellierer!

Stolpersteine

- **Prognose!** Legen Sie sich bzgl. prognostischer Auskünfte nicht fest. Der Wunsch des Betroffenen nach einem „Erholungsfahrplan" ist groß. Dennoch ist es aufgrund zahlreicher Faktoren, die über die Erholung entscheiden, nicht möglich, eine genaue Aussage darüber zu treffen.
- **Trainingsprogramme!** Es gibt eine Reihe von vorgefertigten Trainingsprogrammen – häufig als Übungsanleitung aus der Klinik oder aus dem Internet –, die das häusliche Training sehr gut unterstützen können, sofern sie bzgl. der Form und der Phase der Erkrankung des Klienten gut angepasst sind. Eine Absprache zwischen dem Therapeuten und Klienten ist hier sehr wichtig.
- **Massenbewegungen!** Initiieren Sie nicht zu früh große, kräftige Bewegungen! Elizitieren Sie selektive Bewegungen und vermeiden Sie damit unerwünschte Parallelbewegungen.

Abb. 17: Verläufe mit Restsymptomatik

Für einen kleinen Teil der Erkrankten mit Fazialisparese stagniert die Erholung auch nach mehrmonatiger Therapiephase und Phase des eigenständigen Übens. Es bleibt eine **Restsymptomatik** bestehen. Die ursprüngliche Kraft und Bewegungsgeschwindigkeit einzelner Muskeln bzw. Muskelgruppen können nur annähernd erreicht werden. Der Lidschluss ist inkomplett vorhanden oder das Lächeln zeigt sich nicht symmetrisch. In Absprache mit dem Klienten und dessen Arzt kann die Behandlung dennoch z. B. in Form einer Intervalltherapie fortgeführt werden. Unter einem begleiteten, kontinuierlich durchgeführten häuslichen Training können noch lange kleinschrittige Verbesserungen erreicht werden.

Mögliche logopädische Behandlungsansätze im Fokus

Im Folgenden werden verschiedene Therapieansätze vorgestellt, die in der Behandlung einer Lähmung des N. facialis angewendet werden können. Diese Behandlungsansätze sind nicht ausschließlich für die Therapie einer PFP konzipiert worden, aber sie unterstützen auf muskulärer und sensomotorischer Ebene u. a. den orofazialen Bereich. Daher können diese zur Verbesserung bei einer peripheren Fazialisparese eingesetzt werden.

▶ **FOTT – Facio-orale-Trakt-Therapie**

Ursprung: Die Facial-Oral Tract Therapy (FOTT) wurde in den 1970er-Jahren von der englischen Sprachtherapeutin **Kay Coombes** zusammen mit den Begründern des Bobath-Konzepts, Berta und Karel Bobath, entwickelt.

Theorie: Die FOTT „ist ein **multi- und interdisziplinärer, alltagsorientierter Behandlungsansatz** [Hervorhebung durch die Autorin] für die Rehabilitation des facio-oralen Trakts" (Nusser-Müller-Busch 2015: 33). Die fokussierten Funktionen und Aktivitäten betreffen die Nahrungsaufnahme, die Mundhygiene, die nonverbale Kommunikation (einschließlich Mimik und Gestik) und den Komplex von Atmung, Stimmgebung und Sprechen. Erkrankungen des N. facialis – zentrale und periphere Formen – fallen somit in den Behandlungskontext der Facio-oralen-Trakt-Therapie, auch wenn diese vorrangig bei Krankheiten des ZNS angewendet wird.

Praxis bzgl. PFP: Die normale Funktionsweise der Muskulatur ist leitend für die Auswahl und die Durchführung entsprechender Übungen. Durch die verschiedenen Stufen der Unterstützung ist ein phasenangepasstes Arbeiten, z. B. passive und assistive Unterstützung, möglich. Somit werden statische Muskelzustände (hypoton bzw. hyperton) sowie der Muskelfaserumbau vermieden. Außerdem berücksichtigt die FOTT die Ressourcen des Betroffenen, die für die Remission eingesetzt werden können.

▶ **Propriozeptive Neuromuskuläre Fazilitation (PNF)**

Ursprung: Das PNF-Konzept existiert seit 1940 und wurde von Kabat, Knott und später Voss entwickelt. Dieser weitverbreitete Therapieansatz stammt ursprünglich aus der Physiotherapie und wurde zunächst zur Behandlung von zentralen Paresen der Skelettmuskulatur verwendet.

Theorie: Die PNF nimmt durch spezielle Reizsetzung an den sensorischen Rezeptoren **(propriozeptiv)** Einfluss auf das Zusammenspiel von Muskeln und Nerven **(neuromuskulär)**, um physiologische Bewegungsabläufe zu erleichtern (fazilitieren) bzw. wiederherzustellen. Die eingesetzten Grundprinzipien sind: optimaler Widerstand, Irradiation (Impulsübertragung) und Verstärkung, manueller Kontakt, verbales Kommando, visueller Stimulus, Stretch und Timing.

Praxis bzgl. PFP: Bei der Behandlung der peripheren Fazialisparese mit PNF hat sich im Laufe der Jahre eine Übungsabfolge aus Kältereiz, manuellem Kontakt, Stretch, verbalem Stimulus, isometrischem Widerstand und Entspannung etabliert. Es wird immer das komplette Gesicht behandelt.

Der Einsatz von Eis im Gesicht ist je nach Klient und Gesichtsabschnitt sorgfältig zu prüfen. Mit Eis wird ein sehr starker Reiz gesetzt, der eventuell ungewünschte Reaktionen oder eine Überreizung von anderen Nerven (N. III) hervorrufen kann.

▶ Orofaziale Regulationstherapie (ORT)

Ursprung: Die ORT ist Teil des Castillo-Morales-Konzepts. Der argentinische Arzt Castillo Morales entwickelte dieses in den 1970er-Jahren. Was zunächst als Behandlungskonzept für Kinder mit Down-Syndrom oder mit einer Gaumenspalte gedacht war, ist mittlerweile ein etablierter Therapieansatz bei Kindern und Erwachsenen mit neurologischen oder sensomotorischen Störungen im Mund- und Gesichtsbereich.
Theorie: Unter Berücksichtigung der gesamten Haltung und Bewegung des Patienten werden physiologische Bewegungsabläufe im Gesichtsbereich angebahnt. Die dabei angewandten Techniken sind: Berührung, Streichen, Zug, Druck und insbesondere Vibration. Es werden Vibrationen zur Tonussenkung oder -erhöhung eingesetzt.
Praxis bzgl. PFP: Castillo Morales Theorie entsprechend befinden sich im Gesicht sog. motorische Punkte. Das „sind Reaktionszonen, über die mit taktiler und propriozeptiver Stimulation bestimmte motorische Antworten eines Muskels bzw. einer Muskelkette auszulösen sind." (Castillo Morales; Brondo; Haberstock 1998: 150). Bei einer PFP können diese motorischen Punkte mit (einer) für den Klienten passenden Technik(en) stimuliert werden. Modellierungstechniken oder Basisübungen können der Gesichtsbehandlung vorangestellt werden.

▶ Taping

Ursprung: In den 1970er-Jahren entwickelte der japanische Arzt und Chiropraktiker Kenzo Kase die Taping-Methode. Im Gegensatz zum bis dahin eingesetzten starren Tape zur Stabilisierung und Fixierung von Verletzungen verwendet man hier elastisches. Seitdem hat sich das sog. Kinesio-Tape (K-Tape) weltweit etabliert.
Theorie: Diese Methode geht auf die Philosophie der Selbstheilung zurück. Dafür wollte sich Kase das größte Organ des Menschen, seine Haut, zunutze machen. Um eine Verbindung zwischen der Haut und den zu behandelnden Muskeln, Nerven, Gelenken usw. schaffen zu können und dabei den Körper nicht in seiner Bewegungsfähigkeit einzuschränken, entwickelte er das kinesiologische (Kinesis, griechisch: Bewegung) Tape. Seine besonderen Bestandteile und Eigenschaften (Baumwollstoff, in sinusförmigen Wellen aufgetragener Kleber, hohe Dehnbarkeit) sowie die speziellen Anlagetechniken sorgen für die Stimulation der tieferliegenden Gewebsstrukturen.
Positive Effekte können beispielsweise Schmerzreduktion, Regulation der Muskelspannung, bessere Beweglichkeit, Durchblutungs- und Regenerationsförderung sein.
Praxis bzgl. PFP: Durch Taping kann die Muskelaktivität in der paretischen Gesichtshälfte angeregt werden. Da es auch die Entspannung der Muskulatur fördert, lässt es sich bei Überaktivität auf der gesunden Seite anlegen bzw. bei Synkinesien auf der betroffenen. Das Kinesio-Tape kann im Gesicht für jeden Muskel einzeln oder für eine ganze Gruppe von Muskeln verwendet werden.

▶ Schallwellengerät

Ursprung: Das Prinzip der Kurzwellen-Therapie wurde von Schliephake für die Behandlung von Tumorpatienten entwickelt. Mittlerweile wird das Schallwellengerät auch in der Rehabilitation neurologischer Erkrankungen eingesetzt.

Theorie: Das Gerät erzeugt an der behandelten Körperstelle mechanische Schwingungen. Die entstehende Vibration setzt sich je nach Eigenresonanz des Gewebes bis in eine Tiefe von 6 Zentimeter fort.

Praxis bzgl. PFP: In der paralytischen Phase kann neurales und muskuläres Gewebe im Versorgungsgebiet des N. facialis mobilisiert werden. In der weiteren Behandlung kann u.a. die Eigenwahrnehmung verbessert, die Sensibilität gesteigert und der Tonus reguliert werden.

Die Anwendung des Schallwellengeräts ist einfach und sicher. Dennoch gibt es eine Vielzahl an Kontraindikationen (z.B. Herzrhythmusstörungen, Schwangerschaft, offene Wunden ...), die vor Gebrauch geprüft werden müssen.

▶ Manuelle Stimmtherapie (MST)

Ursprung: Die MST wurde von Münch zur Behandlung von Stimm-, Sprech- und Schluckstörungen entwickelt. In dieser Methode verbindet die Physiotherapeutin Kenntnisse aus der Osteopathie, der Manuellen Therapie und der Sprecherziehung.

Theorie: Nach einem ausführlichen Anamnesegespräch sowie einem Sicht-, Tast- und Bewegungsbefund des atem-, stimm- und schluckgebenden Trakts werden die betroffenen Strukturen durch sanfte spezifische Techniken mobilisiert. Es findet eine passive Behandlung der Faszien, Knochen und Muskeln durch den Therapeuten statt, die mit aktiven Übungen und Beratung verbunden werden.

Praxis bzgl. PFP: Die MST sieht keine direkte Behandlung der gelähmten Gesichtsmuskulatur vor. Sie gibt dem Therapeuten die Möglichkeit, durch die sanften, aber dennoch effektiven Mobilisationstechniken Einfluss auf den gesamten Körper zu nehmen. Der Einsatz der MST kann als vorbereitende Übung für eine gute Statik und Beweglichkeit im gesamten Körper und somit auch im orofazialen Bereich gesehen werden.

▶ Funktionelle Elektrostimulation bei Fazialisparese (FES)

Ursprung: Die FES und ihre verschiedenen diagnostischen (z.B. Nadel-Elektromyographie – EMG) und therapeutischen Tools (z.B. EMG-Biofeedback-Programme) sind seit Jahren insbesondere in der neurorehabilitativen Behandlung bekannt und wurden in den letzten Jahren kontinuierlich weiterentwickelt.

Theorie: Eine Elektrostimulation löst Kontraktionen im Zielgewebe aus. Sie gilt dann als funktionell, wenn diese Reaktionen eine eingeschränkte oder fehlende Funktion unterstützen. Die FES versteht sich neben der medizinischen (medikamentös-operativ) und der therapeutischen Säule (Logopädie/Physiotherapie) als mögliche, die Therapie ergänzende, dritte Säule.

Praxis bzgl. PFP: Die FES soll einerseits in der Zeit fehlender, d. h. noch nicht wieder hergestellter nervaler Impulsgebung die Muskelfasern erhalten. Andererseits kann sich die niederfrequente FES positiv auf das Nervenwachstum (axonales sprouting) und die Funktionalität auswirken.

Es bestehen FES-Empfehlungen für nahezu alle Formen und Stadien der PFP. Synkinetische Formen profitieren z. B. von EMG-Biofeedback-Verfahren.

Der FES-Einsatz ist nur von geschulten Therapeuten durchzuführen. Generell wird der Gebrauch der Elektrostimulation im Gesichtsbereich diskutiert. Eine Vielzahl unspezifischer Bewegungen – sog. Massenbewegungen – anstatt der gewünschten, selektiven Mimikbewegungen könnte provoziert werden. Modifizierte Feinabstimmungen in der elektrischen Reizsetzung beeinflussen die Diskussion um den Einsatz in der PFP-Therapie aktuell positiv.

Neben den hier vorgestellten, in der Logopädie gebräuchlichen Therapieansätzen sind noch weitere therapeutische Angebote zur Verbesserung einer PFP bekannt. Hierzu zählen z. B. die Akupunktur, die neurale Mobilisation und die Mime Therapy.

| Wenn beim Lächeln das Auge zwinkert – Fehlheilung bei chronischer Fazialisparese

Wie kommt eine Fehlheilung zustande?

Eine Fazialisparese kann verschiedene Ursachen haben. Je nachdem, welche Ursache vorliegt, laufen unterschiedliche Regenerationsprozesse ab, die in einem breiten Spektrum von Rehabilitationsergebnissen münden. Wie bereits erwähnt, heilen periphere Fazialisparesen meistens, d. h. in 70–85 % der Fälle, vollständig aus.
Die häufigste Form, die Bell'sche Lähmung, geht in den meisten Fällen auf eine nichtaxonale Schädigung des Nervs zurück. Die *Ummantelung* des N. facialis ist nicht beschädigt. Das impliziert, dass keine der ungefähr 10.000 Fasern des Fazialisnervs gekappt, allenfalls gequetscht sind (s. Abb. 19). Durch dieses *Sandwich*-Phänomen findet keine Degeneration der Nervenfasern statt. Eine komplette Erholung der Lähmung ist in den häufigsten Fällen zu erwarten.

Abb. 18: Verläufe bei Fehlheilung

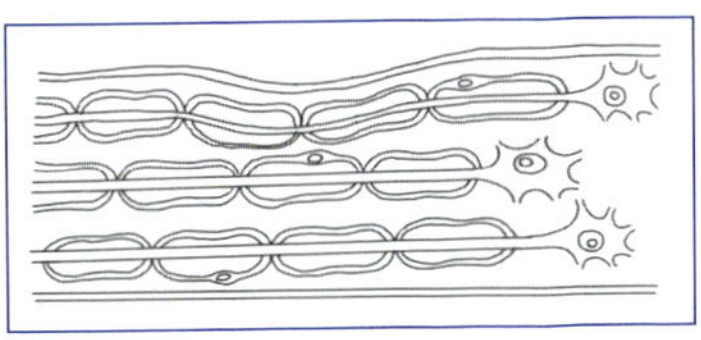

Abb. 19: Gestauchter N. facialis

In 5–10 % der Erkrankungen des Fazialisnervs ist dies nicht der Fall. Vor allem traumatisch oder tumorbedingte Läsionen des N. facialis haben eine substanzielle Verletzung zur Folge. Die axonale Schädigung führt zu einer Waller-Degeneration, auf die der Körper nahezu immer mit Regenerationsprozessen reagiert. Nur selten bleiben diese aus. In diesen Fällen ist eine chirurgische Rekonstruktion des N. facialis notwendig (s. Abb. 20 und 21).

Waller-Degeneration:
Dabei handelt es sich um eine degenerative Schädigung nach Durchtrennung eines peripheren Nervs bzw. einzelner Nervenfasern. Die Degeneration betrifft die dem Läsionsort nachfolgenden Nervenanteile.

Die angeführten Regenerationsprozesse muss man sich als *Reparaturvorgänge* am Nerv, genauer gesagt an den betroffenen Nervenfasern des siebten Hirn-

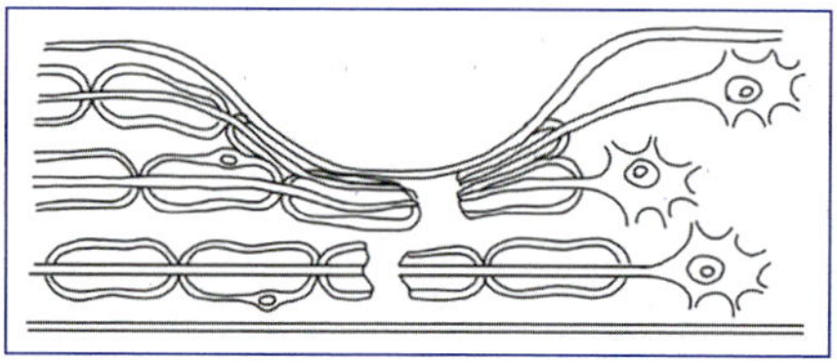

Abb. 20: Zerstörte Fazialisaxone und -myelinscheiden

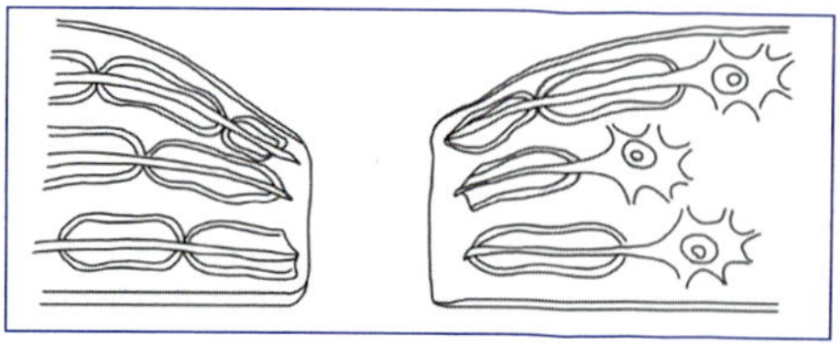

Abb. 21: Komplett durchtrennter N. facialis

nervs vorstellen. Die aktuelle Forschung belegt die Fähigkeit neuronalen Gewebes, an geschädigten Stellen neue Zellen aussprossen und Zellverbindungen knüpfen zu können.

Welche Symptome kennzeichnen die Fehlheilung?

Die neu entstehenden Nervenfasern erreichen nicht die Qualität des Ursprungsgewebes. Das zeigt sich in einer herabgesetzten Leitgeschwindigkeit des zu verarbeitenden Impulses. Daraus kann eine **Verlangsamung der mimischen Muskelbewegungen** resultieren. Außerdem kann es durch *Fehlverknüpfungen* von Nervenfasern zu *Fehladressierungen* der Impulse kommen. Dadurch treten neben der gewollten Bewegung unerwünschte Parallelbewegungen auf, die vom Patienten schwer beeinflussbar sind. Sie werden als **Synkinesien** bezeichnet und betreffen die kranke Gesichtshälfte.

- Die **Dyskinesie** bezeichnet generell die Abweichung von einem physiologischen Bewegungsablauf. Im Gesicht nennt man veränderte mimische Bewegungen nach wiedererlangter Funktion des Muskels Dyskinesien. Diese sind i. d. R. gekennzeichnet durch ein abgeschwächtes Bewegungsausmaß und eine reduzierte Bewegungsausdauer (Restsymptomatik).
- **Synkinesien** sind unwillentlich initiierte und synchron ablaufende mimische Bewegungen, während der Patient eine andere Bewegung bewusst ausführt. Sie gehen auf die Fehlverschaltung sich neu verknüpfender Nervenfasern zurück.
- **Hyperkinesie** bezeichnet in Summe zu starke mimische Bewegungen, die bei einer peripheren Fazialisparese möglicherweise im Gesicht beobachtet werden können.

Folgende Synkinesien werden am häufigsten beobachtet:

Tab. 4: Zielbewegungen und mögliche Synkinesien

Willkürliche Bewegung	Unwillkürliche Mitbewegung
Stirnrunzeln	der Mundwinkel hebt sich
Mundbewegungen (u. a. lächeln, sprechen)	das Auge verkleinert sich
Blinzeln	der Mundwinkel zuckt
Lippen runden	das Platysma spannt sich an

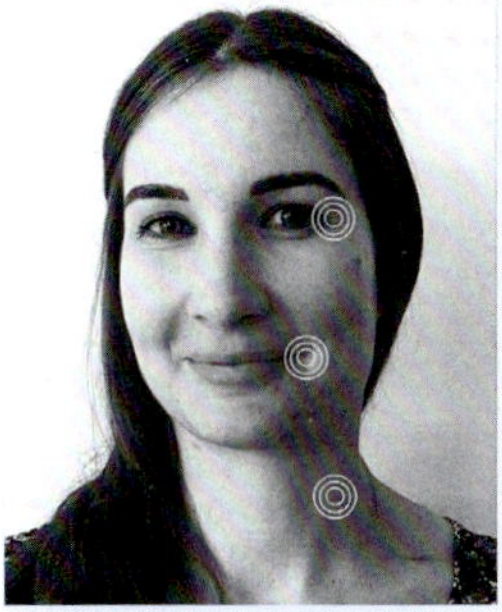

Abb. 22: Mögliche, von Synkinesien betroffene Gesichtsregionen

Tonusänderungen der betroffenen mimischen Muskulatur sind nicht selten. Ein erhöhter Muskeltonus im Ruhezustand kann jede Muskelpartie in unterschiedlicher Schwere betreffen. Bevorzugt zeigt er sich beispielsweise in einer vertieften Nasolabialfalte oder in einem retrahierten Mundwinkel, in einem „Grübchenkinn" oder in einem Zug des Platysmas Richtung Schlüsselbein.

Die hier beschriebenen *Abweichungen* betreffen die motorischen und die sekretorischen Fasern. Das kann dazu führen, dass beim Essen nicht nur die Speicheldrüsen, sondern auch die Tränendrüsen der paretischen Seite aktiv werden. Es bilden sich die sog. „Krokodilstränen". Eine willkürliche Einflussnahme ist nicht möglich. Die Behandlung mit Botulinumtoxin-Injektionen durch einen spezialisierten Arzt kann Abhilfe schaffen.

Diese unvollständige bzw. „unerwünschte" Regeneration nennt man Defektheilung. In diesem Ratgeber wird das **Konzept der Fehlheilung** bevorzugt (siehe Kapitel Phasen). Die Fehlheilung wird häufig erst im Laufe der Erholungsphase sichtbar. Während zunächst der Eindruck entsteht, dass die Regeneration beginnt und einen guten Verlauf nimmt, überrascht sie durch die Kombination einer noch nicht wiederhergestellten Mimik und dem Auftreten unbeabsichtigter Bewegungen.

Lässt sich eine Fehlheilung verhindern?

Inwiefern sich der betroffene Fazialisnerv im Heilungsprozess *neu organisieren* bzw. verkabeln muss, hängt von der Art und dem Ausmaß der Schädigung ab. Werden ärztliche Gegenmaßnahmen mit dem Auftreten erster Symptome eingeleitet (z. B. Gabe abschwellender Corticoide), lässt sich die Schädigung bzw. Schwellung und somit eine mögliche Fehlheilung begrenzen. Generell ist der erste Behandlungsabschnitt mitbeeinflussend, inwieweit die Heilung vollständig oder nur teilweise gelingt.

Eine Fazialis**paralyse** zu Erkrankungsbeginn ist nahezu immer mit dem Auftreten von Synkinesien assoziiert.

Therapeutisches Handeln im Kontext einer Fehlheilung

Bei einer kompletten Lähmung ist eine weitsichtige und geduldige Behandlung ab dem Zeitpunkt der Diagnosestellung notwendig. Informationen zur Ursache ermöglichen eine grobe Einschätzung des Erholungsverlaufs.
Zeigen sich im Behandlungsverlauf Ansätze von Parallelbewegungen oder eines punktuellen bzw. flächigen Hypertonus (zu hohe Spannung), sollte dringend eine therapeutische Richtungsanpassung erfolgen. Spätestens hier sollte auf die bewusste Durchführung selektiver Gesichtsbewegungen geachtet werden, um diese sowohl funktional als auch bzgl. des Kraftzuwachses sukzessive aufzubauen.
Auftretende Parallelbewegungen erfordern ein geduldiges *Handling*, um diese gleichzeitig ablaufenden Bewegungen wieder getrennt voneinander durchführen zu können.

Es gibt verschiedene Möglichkeiten im Umgang mit **Synkinesien**:

- **Mentale Vorbereitung:** Vor der Durchführung der Zielbewegung wird diese im Kopf „durchgespielt" und geübt. Danach schließt sich die eigentliche Bewegung an.
- **Feedback:** Damit ausschließlich der Zielmuskel angesteuert werden kann, soll eine Rückmeldung über die aktive mimische Muskulatur erreicht werden. Dies kann in *taktiler* (Auflegen der eigenen Hand oder der des Therapeuten) oder in *visueller* Form (über das Spiegelfeedback), über ein *Kinesio-Tape*, das am synkinetischen Gewebe angebracht wird, oder über die *Elektromyographie (EMG)* erfolgen.
- **Manuelle Hemmung:** Durch einen manuellen Druckimpuls oder durch Dehnen des synkinetischen Gewebes kann die Wahrnehmung verbessert und infolgedessen die Parallelbewegung gehemmt werden. Im Anschluss kann die intendierte Bewegung isoliert ausgeführt werden.
- **Blicksteuerung:** Bei Synkinesien, die das Auge, insbesondere den M. orbicularis oculi, betreffen, ist es hilfreich, während der Übungsdurchführung einen 2–3 Meter entfernten Punkt im Raum visuell zu fokussieren. Dadurch lassen sich unerwünschte Mitbewegungen des Auges erfahrungsgemäß gut hemmen.
- **Kräftigung:** Werden die einzelnen Gesichtsmuskeln der betroffenen Seite gekräftigt, so relativiert sich durch die Kraftzunahme das Ausmaß der Synkinesien.

Im Umgang mit **Tonuserhöhungen** auf der betroffenen Seite bieten sich folgende Maßnahmen an:

- **Entspannung:** Ein übermäßiger Tonus verstärkt sich meist im Tagesverlauf oder durch verschiedene Aktivitäten (z. B. längeres Gespräch/Telefonat). Für Entlastung sorgen Dehnungsmassagen oder der Einsatz eines Massagegerätes. Sie detonisieren das angespannte Gewebe und reduzieren ein mögliches Gefühl von Druck oder Zug im Muskelgewebe.
- **Wahrnehmen und Lösen von Spannungszuständen:** Eine willentliche Regulierung hypertoner Gesichtsmuskeln kann nachhaltig entspannen. Voraussetzung ist ein Bewusstsein für Spannungszustände. Dieses kann zunächst an *großen* Muskeln, beispielsweise durch das Bilden und Lösen einer Faust, geübt werden. Das Lösen angespannter Gesichtspartien über die mentale Steuerung kann eingangs unter Anleitung erlernt und sukzessive im Alltag wiederholt und abgerufen werden.

Zusammenfassend lässt sich sagen, dass eine Fehlheilung im Erholungsprozess einer PFP eher selten vorkommt. Die Hintergründe ihrer Entstehung erklären, dass sie unbehandelt dauerhaft bestehen bleibt. Eine Verbesserung ist mit Unterstützung eines spezialisierten Therapeuten möglich und sollte genutzt werden.

| Wie können Sie als Betroffener Ihre Genesung unterstützen?

Eine Lähmung im Gesicht trifft Sie als Betroffenen plötzlich und unerwartet. Der Schock sitzt tief und Ihr Bedürfnis ist groß, neben einem Arztbesuch aktiv zur Regeneration der Gesichtsmuskulatur beizutragen. Dabei gibt es für Sie je nach Erholungsphase einiges zu beachten und zu tun.
Bereits zu Beginn einer PFP stellt sich bei Ihnen oder beim verordnenden Arzt die Frage nach einer die medizinische Behandlung begleitenden therapeutischen Unterstützung. Therapie oder zumindest die Beratung durch Fachpersonen, wie beispielsweise durch einen spezialisierten Logopäden, ist in jeder Phase der Erkrankung sinnvoll. Dort kann je nach Schweregrad und Begleitsymptomatik der Fazialisparese überlegt werden, welches Vorgehen für Sie die größte Unterstützung darstellt. Es kann von einer einmaligen Beratung zugeschnitten auf Ihre individuelle Symptomatik und Einschränkungen bis hin zu einer logopädischen Therapie reichen, die mehrmals wöchentlich stattfindet.

Das Kapitel Therapie gibt Ihnen einen Überblick über das Spektrum an Möglichkeiten in der professionellen Behandlung der peripheren Fazialisparese. Der Therapeut wird für Sie einen **persönlichen Behandlungsplan angepasst an den momentanen Erholungsgrad Ihres Gesichts** zusammenstellen.
Unabhängig davon wollen wir Ihnen im Folgenden einige Hilfen und Tipps geben, wie Sie den Erholungsverlauf unterstützen können:

Was können Sie tun, solange noch keine Bewegungen spür- und sichtbar sind?

▶ Schützen Sie Ihr Auge!

Normalerweise blinzeln wir im wachen Zustand ca. 10- bis 15-mal pro Minute. Dabei handelt es sich um eine Schutzfunktion unseres Auges, um sich zu reinigen und ein Austrocknen der Hornhaut (Kornea) zu verhindern. Fällt dieser Reflex aus, gibt es folgende Möglichkeiten, um Ihr Auge zu schützen:

- Konsultieren Sie regelmäßig Ihren Augenarzt, um den Zustand Ihres Auges zu kontrollieren und die Therapiemaßnahmen eventuell anzupassen.
- Beachten Sie **tagsüber** diese Tipps:

- Verwenden Sie regelmäßig **künstliche Tränen, Augentropfen oder Dexpanthenolsalbe**, um Ihr betroffenes Auge feucht zu halten.
- Tragen Sie im Freien eine **Sonnenbrille**, um Ihr Auge vor dem Eindringen u. a. von Schmutz, vor zu starker Sonneneinstrahlung oder vor Zugluft zu schützen. Dabei bietet eine Sonnenbrille mit seitlichem Abschluss den besten Schutz.
- Verschließen Sie das betroffene Auge immer wieder manuell. Heben und stützen Sie dazu das Unterlid. Oder ziehen Sie das Oberlid seitlich Richtung Ohr und verkleinern Sie dadurch die Lidspalte. Alternativ setzen Sie den Mittelfinger an den äußeren Lidrand und streichen Sie über das Oberlid Richtung Nase. Verweilen Sie am inneren Augenwinkel und nehmen Sie ihr geschlossenes Auge bewusst wahr.

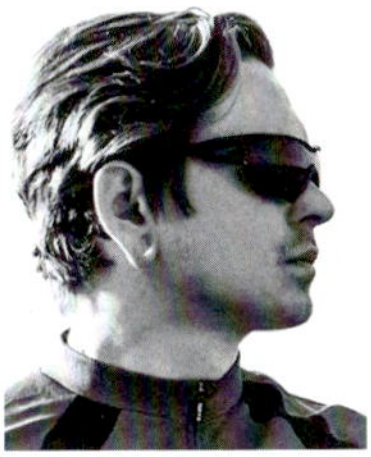

Abb. 23: Augenschutz mithilfe einer Sonnenbrille

- Tragen Sie nachts einen **Uhrglasverband**. Dieser erzeugt eine feuchte Kammer, was wiederum das Austrocknen der Hornhaut und somit eine Schädigung des Auges verhindern soll. Verwenden Sie nach ärztlicher Anweisung zusätzlich eine befeuchtende Salbe.

▶ Halten Sie Ihr Gesicht beweglich!

Vermeiden Sie bei einer vollständigen Lähmung einer Gesichtshälfte aktive Übungen im Sinne von mimischen Bewegungen. Deren Ausführung wird nur auf der gesunden Seite möglich sein, was dort zu einer Überaktivität führen kann. Stattdessen sollten Sie Ihr gesamtes Gesicht regelmäßig auf die Rückkehr der Funktionen vorbereiten. Dazu eignen sich beispielsweise **klassische Gesichtsmassagen** oder **sanftes Ausstreichen** bzw. **Ausklopfen der Gesichtsmuskulatur.** Beziehen Sie dabei Ihr ganzes Gesicht mit ein, beginnen Sie jeweils an der Stirn und führen Sie es fort bis hin zum Halsbereich. Sie fördern damit im Gewebe die Durchblutung und den Lymphabfluss und erreichen eine Zunahme der Gesichtssymmetrie.

▶ Entspannen Sie sich regelmäßig – eine Erkrankung strengt an!

Achten Sie bei sich selbst auf ganzkörperliche Verspannungen. Die veränderten Tonusverhältnisse im Gesicht können sich auf den Schulter-Nacken-Gürtel und die Haltung des gesamten Körpers auswirken. **Ruhen Sie sich regelmäßig aus.**

Die Muskeln im Gesicht sollten ebenfalls regelmäßig entspannt werden. Kleine Wärmekissen, die mit Reis, Raps o. Ä. gefüllt sind, eine heiße Rolle oder Rotlicht bieten sich sowohl im Gesicht als auch im Hals-Nacken-Bereich an.

Legen Sie Ihren Fokus auf die Kiefergelenke. Vielleicht versuchen Sie kompensatorisch den fehlenden Mundschluss über die erhaltene Kaumuskulatur herzustellen. Massieren

Sie mit kreisenden Fingerbewegungen die Kiefergelenke und halten Sie bewusst einen geringen Abstand zwischen Ihren Zahnreihen.

▶ Sorgen Sie für Sicherheit beim Essen und Trinken!

Durch die Lähmung kann es beim **Essen** zur Ansammlung von Nahrung in der Wangentasche kommen. Hier kann es helfen, **den Finger unterstützend an die Wange zu legen,** um dort die fehlende Spannung manuell aufzubauen. Essensreste können von außen durch Ausstreichen der Wange mobilisiert werden. Außerdem empfiehlt es sich, **auf der nicht gelähmten Seite zu kauen,** um das Aufbeißen auf die Wangeninnenseite zu vermeiden. Es ist sinnvoll, **langsamer** als gewohnt zu essen und **kleinere Bissen** einzunehmen.
Sollten Sie beim Essen Veränderungen bzgl. des Geschmacks bemerken, dann versuchen Sie über den Einsatz von Kräutern und Gewürzen geschmackliche Reize zu setzen.
Beim **Trinken** kann ein **Strohhalm** oder das **Ansetzen des Glases im gesunden Lippenbereich** hilfreich sein, um das Herauslaufen der Flüssigkeit zu verhindern. Denselben Effekt erreichen Sie, indem Sie mit dem Finger die Unterlippe stützen.
Wählen Sie das Trinkgefäß nach Ihren persönlichen Bedürfnissen aus. Für manche Betroffene bewähren sich flache und breite Gefäße. Aufgrund des dünneren Rands werden Gläser gegenüber Tassen bevorzugt. Sie lassen sich leichter mit der paretischen Mundhälfte umschließen. Hilfreich kann auch ein Gefäß mit nach außen gewölbtem Rand sein.

▶ Gewährleisten Sie eine gute Mundhygiene!

Der Speichel sorgt für eine gesunde Mundflora. Durch seine Zusammensetzung schützt er die Zähne vor Karies.
Sollte sich Ihr Mund aufgrund einer reduzierten Speichelproduktion trocken anfühlen, gibt es folgende Möglichkeiten für Abhilfe zu sorgen: Beigabe von Zitronensaft in Speisen oder Getränken, verstärkte Flüssigkeitszufuhr, Spülungen mit Salbei oder Kamille (alkoholfrei). Alternativ könnte Ihnen eine Drüsenmassage helfen, die Sie mit der (elektrischen) Zahnbürste an der erkrankten Wangeninnenseite und am Mundboden durchführen können. Cremen Sie Ihre Lippen regelmäßig mit Dexpanthenol oder Vaseline ein.
Achten Sie nach dem Essen auf eine gute Mundhygiene und entfernen Sie die Nahrungsreste. Betroffene berichten von guten Erfahrungen im Gebrauch einer Zahnbürste mit kurzem und schmalem Bürstenkopf.

▶ Unterstützen Sie Ihre Nasenatmung!

Bei manchen Betroffenen wirkt sich die Lähmung der Muskulatur im Nasenbereich negativ auf die Atmung aus. Hier können **Nasenpflaster** hilfreich sein. Sie halten den verengten Naseneingang durch Aufspreizen des Nasenlochs offen, was speziell bei **sportlichen Aktivitäten** oder in der **Nacht** für ausreichend Atemluft sorgen kann.

▶ Verbessern Sie Ihre Verständlichkeit!

Um die Deutlichkeit beim Sprechen zu erhöhen, kann ebenfalls der **stützende Finger auf der Wange** oder **unter der Unterlippe** angewandt werden.
Des Weiteren kann es helfen, **langsamer zu sprechen.**
Weniger sinnvoll ist es, übermäßig deutlich zu artikulieren. Dies fördert eventuell Massen- und Kompensationsbewegungen. Als Bestandteil der logopädischen Behandlung werden Artikulationsübungen unter Anleitung eingesetzt. Diese verbessern durch regelmäßiges häusliches Training das deutliche Sprechen.

▶ Zeigen Sie Emotionen – ohne und mit Worten!

Durch die Einschränkungen im Kontext einer PFP können Sie Ihre Emotionen nur eingeschränkt über die Mimik ausdrücken. Dies kann die Kommunikation verfälschen bzw. erschweren und psychische Folgen nach sich ziehen.
Achten Sie gezielt darauf, dem Gesagten über eine ausgeprägtere Gestik und Körpersprache mehr Ausdruck zu verleihen. Darüber hinaus kann geübt werden, emotionale Zustände verbal auszudrücken, um Missverständnisse zu vermeiden. Sensibilisieren Sie Ihr Gegenüber für mögliche Schwierigkeiten in der Kommunikation.

Was können Sie tun, sobald sich die ersten Bewegungen zeigen?

▶ Üben Sie aktiv, aber behutsam!

Aktive Übungen können begonnen werden, sobald im Gesicht Anzeichen von Spannung bzw. ersten Bewegungen sichtbar sind.
Eventuell haben Sie von Ihrem Arzt ein Übungsblatt mit nach Hause bekommen oder sich Übungen im Internet gesucht. Diese umfassen i. d. R. verschiedene Bewegungen der Gesichtsmuskeln, z. B. „Stirn runzeln“ oder „Kussmund machen“. Wenn Sie die Übungen richtig und wirkungsvoll durchführen möchten, gibt es einiges zu beachten:
Bei der Durchführung aktiver Übungen ist es wichtig, **kleine** und **isolierte mimische Bewegungen** zu trainieren. Bedenken Sie, dass die Muskeln – v. a. bei bereits länger bestehender Erkrankung des N. facialis – an Kraft und Ausdauer verloren haben. Deshalb raten wir davon ab, die gelähmte Seite über das Kauen eines Kaugummis aktivieren zu wollen. Anstatt die feinen Bewegungen der mimischen Muskulatur zu trainieren, können ungewünschte Mitbewegungen angeregt werden.
Achten Sie beim aktiven Üben auf kurze Sequenzen, um einer Übermüdung der Muskulatur vorzubeugen. Vielleicht profitieren Sie stärker von einem Training am Vormittag und sorgen für Entlastung der Muskulatur am Nachmittag oder Abend. Es kommt nicht darauf an, die Übungen so oft wie möglich auszuführen, sondern **korrekt.**

Isolierte Bewegungen sind Einzelbewegungen und keine Massenbewegungen. Jeder Muskel soll wieder unabhängig von der Umgebungsmuskulatur Bewegungen durchführen können, um dem Gesicht den individuellen Gesichtsausdruck zurückzugeben.

Beim Selbsttraining kann der Spiegel als Hilfsmittel eingesetzt werden. Einige erkrankte Menschen profitieren davon; andere Betroffene haben Schwierigkeiten mit der gespiegelten Darstellung des Gesichts. Dann könnte Ihnen das Feedback Ihres Gegenübers hilfreich sein.

Sollten Sie in der Durchführung der mimischen Bewegungen unsicher sein, **konsultieren Sie einen Therapeuten.** Er passt die Übungsbehandlung an Ihre jeweiligen Bedürfnisse an:

- Intensität des Trainings (Frequenz und Dauer)
- Auswahl der zu trainierenden Muskeln bzw. Muskelgruppen
- Beachtung und Verbesserung der Symmetrie
- Manuelle Hilfestellungen
- Exakte Anleitung und Kontrolle der Übungen

Hier können Sie die Übungen der nebenstehenden Seite downloaden: www.skvshop.de → Artikeldetailseite → Leseprobe/Zusatzmaterial
Führen Sie die mimischen Übungen bei Bedarf mit dargestellter Hilfestellung durch.

Was können Sie tun, wenn sich die Erholung des N. facialis nicht wie gewünscht zeigt?

Prinzipiell hat die PFP eine gute Prognose auf eine vollständige Heilung.
Grundsätzlich benötigen Nerven für ihre Rehabilitation ausreichend Zeit. Neben den zuvor genannten Hilfen und Übungen, die wir Ihnen an die Hand geben möchten, benötigen Sie **Geduld und Ausdauer.**

Sicher wird Ihr Heilungsprozess durch regelmäßige Besuche beim Haus- oder Facharzt begleitet. Stellt sich die gewünschte Regeneration auch nach einem halben Jahr nicht ein, sind medizinische Maßnahmen von ärztlicher Seite denkbar, um ein höheres Maß an Lebensqualität zu erreichen. Ein über längere Zeit fehlender Lidschluss kann beispielsweise durch ein Lidloading (Beschweren des Oberlids durch Gold- oder Platinimplantate) wiederhergestellt werden.

Treten ungewünschte Parallelbewegungen – sog. Synkinesien – auf, können Botulinumtoxin-Injektionen im Einzelfall für Linderung sorgen. Bitte sprechen Sie Ihren Arzt darauf an.

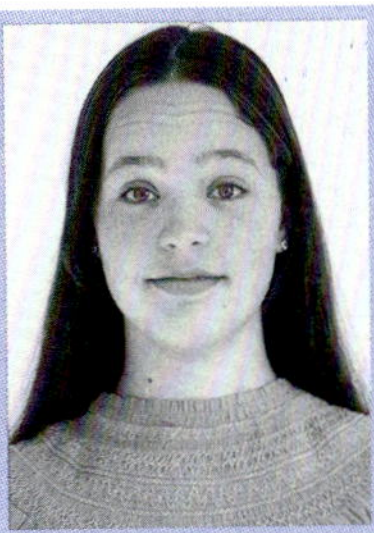

Zielbewegung
Runzeln der Stirn

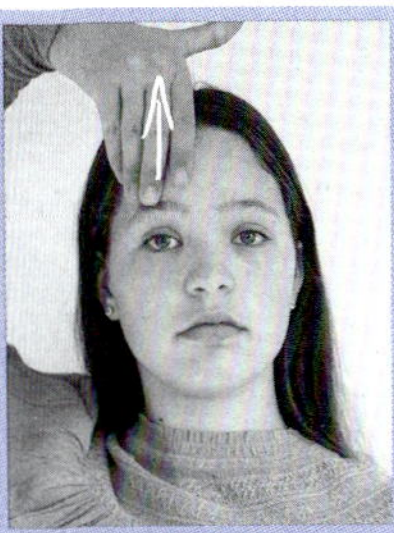

Hilfestellung
Runzeln der Stirn

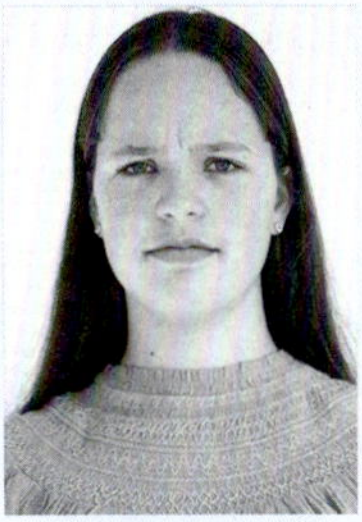

Zielbewegung
Augenbrauen zusammenziehen

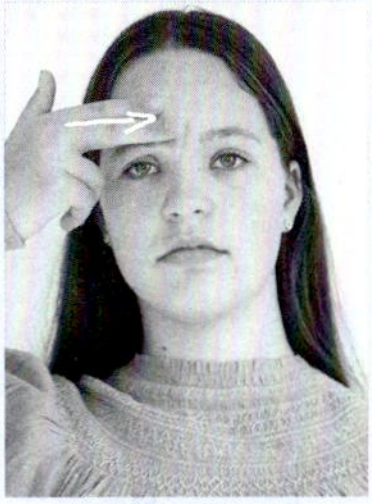

Hilfestellung
Augenbrauen zusammenziehen

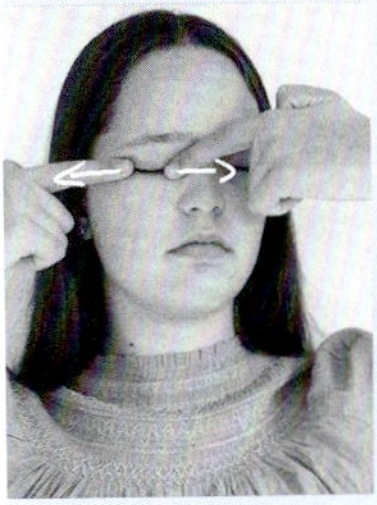

Vorübung
Augen schließen

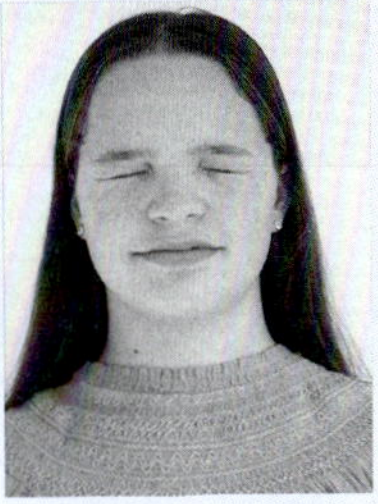

Zielbewegung
Augen schließen

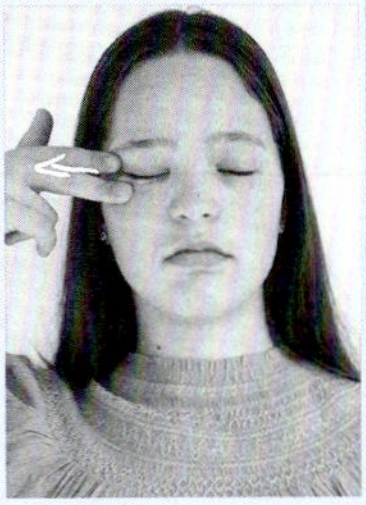

Hilfestellung
Augen schließen

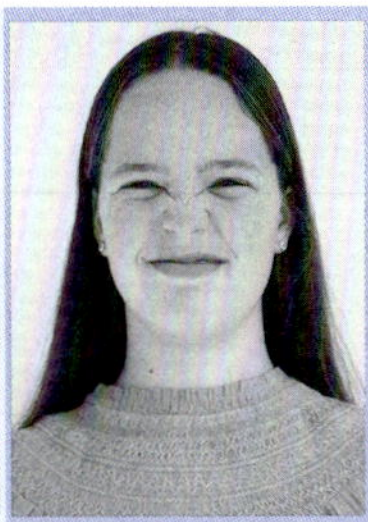

Zielbewegung
Nase rümpfen

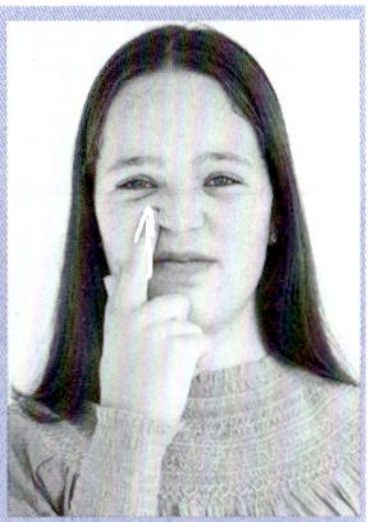

Hilfestellung
Nase rümpfen

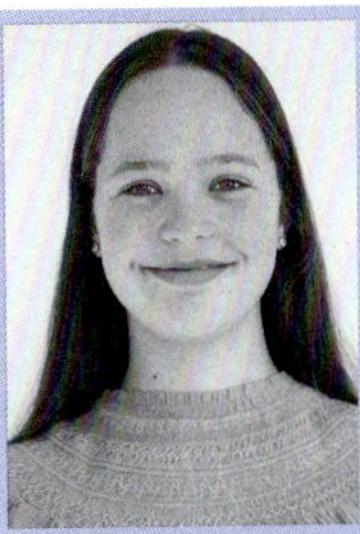

Zielbewegung
Lächeln mit geschlossenen Lippen

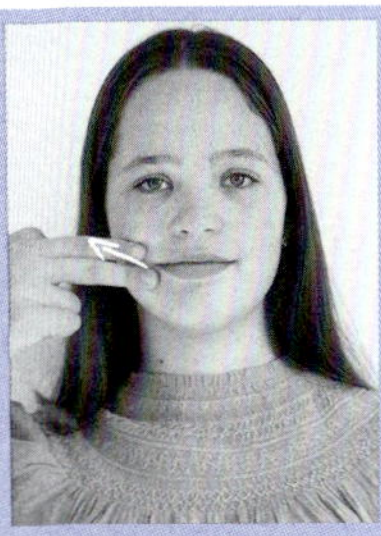

Hilfestellung
Lächeln mit geschlossenen Lippen

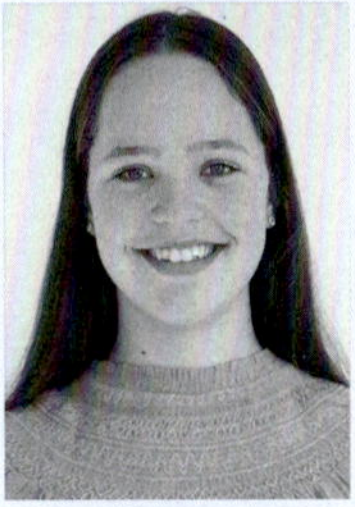

Zielbewegung
Lächeln mit geöffneten Lippen

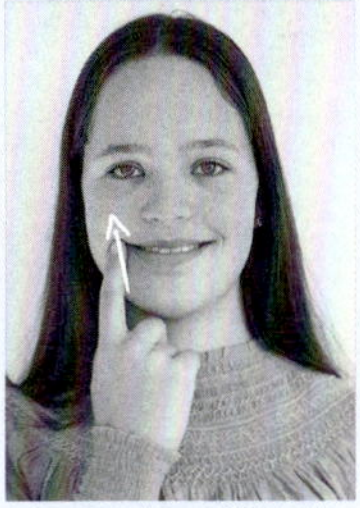

Hilfestellung
Lächeln mit geöffneten Lippen

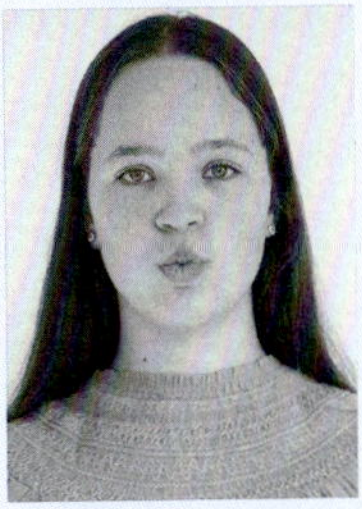

Zielbewegung
Lippen spitzen

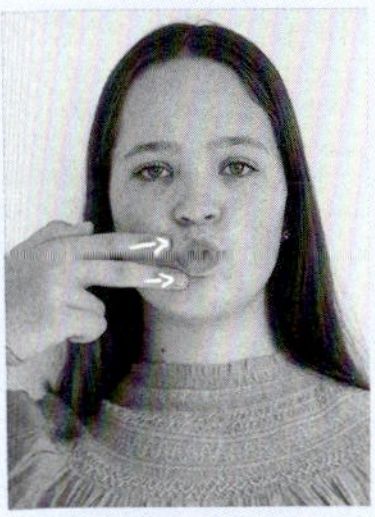

Hilfestellung
Lippen spitzen

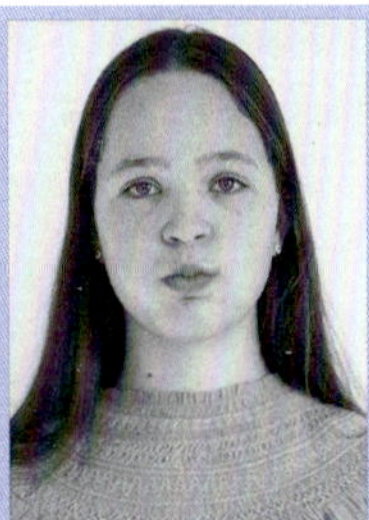

Zielbewegung
Wangen aufblasen

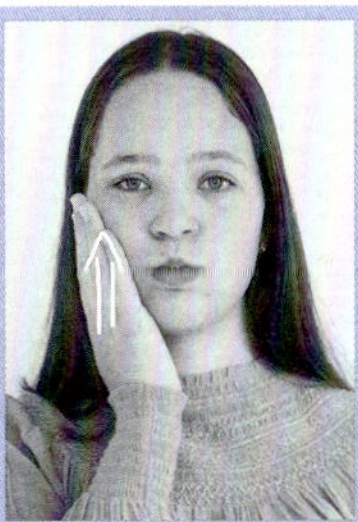

Hilfestellung
Wangen aufblasen

Was können Sie als Arzt unterstützend tun?

Die periphere Fazialisparese – eine Erkrankung zwischen zwei Fachgebieten

Die Diagnose einer peripheren Fazialisparese ist medizinisch betrachtet an der Schnittstelle von Neurologie und Hals-Nasen-Ohren-Heilkunde angesiedelt. Sie verlangt einen fachkundigen und spezialisierten Umgang durch Sie als Ärzte.
Da 25–40 % aller auftretenden Paresen nicht-idiopathischer Art sind, fordern die Verbände, die 2022 die Leitlinie zur Therapie der idiopathischen Fazialisparese aktualisiert haben, eine ausführliche medizinische Eingangsdiagnostik. Behandelbare Ursachen sollen erkannt und einer sofortigen konservativen Therapie unterzogen werden.
Nach Ausschluss einer zentralen Läsion werden nach Heckmann und Kollegen (2022) die klinische neurologische Untersuchung, die Otoskopie und die Liquorpunktion als vorrangig betrachtet. Eichel (2021) sieht für den HNO-ärztlichen Bereich neben der klinischen Prüfung der motorischen, sekretorischen und gustatorischen Funktionen des N. facialis eine elektrophysiologische Diagnostik vor. Dieses Prozedere ermögliche Aussagen über den Läsionsort im Verlauf des Fazialisnervs, das Ausmaß der axonalen Schädigung und daraus ableitend über die Prognose bzgl. der einsetzenden Remission.
Es wird an dieser Stelle auf eine detaillierte Ausführung verzichtet, da sowohl die medizinische Diagnostik als auch die ärztliche Behandlung durch die Leitlinien flankiert sind.

Was wünschen sich Betroffene von Ihnen?

„Ich war über die Aussagen, was die Prognose angeht, enttäuscht. Der Arzt meinte, nach drei Wochen sei alles vorbei. Ich musste allein ein halbes Jahr jede Nacht einen Uhrglasverband tragen und Salbe verwenden.“ [S. H.]

Befragt man in der Retrospektive Menschen, die eine Erkrankung des Fazialisnervs erlitten haben, formulieren sie häufig in Übereinstimmung folgenden Wunsch: Sie hätten sich eine ausführlichere und intensivere Aufklärung sowie Beratung in Bezug auf ihre Diagnose „Periphere Fazialisparese“ einschließlich der Bandbreite der damit einhergehenden Einschränkungen gewünscht. Aus unserer Erfahrung aus der logopädischen Praxis beziehen sich die Informationsbedarfe mehrheitlich auf die **mögliche Prognose** der Erkrankung **und die persönlichen Unterstützungsoptionen bzw. deren Grenzen.**

Insbesondere prognostische Anhaltspunkte können den Umgang mit der PFP erleichtern. Eine ausführliche Eingangsdiagnostik ermöglicht einen Überblick über die strukturellen Schädigungen und eine realistische Einschätzung der zu erwartenden Erholungsprozesse und -zeiten. Diesbezüglich profitierten mehrere Betroffene von einer Überweisung des Hausarztes an die spezialisierten Fachärzte.
Da ein paralytischer Krankheitsbeginn häufig in einer Fehlheilung mit synkinetischen Ausprägungen mündet, ist eine sensible Aufklärung gewünscht. Innerhalb des Aufklärungsgesprächs könnte aufgrund der anfänglichen Schocksituation das Anbieten eines Informationsblatts über die PFP und deren Umgang hilfreich sein.

Therapeutische Behandlung – ja oder nein?

Am Ende der Erholungsphase steht idealerweise eine komplette Ausheilung des 7. Hirnnervs und somit die vollständige Rückkehr der fazial-innervierten Funktionen.
Zur **Best Practice** der medizinischen Versorgung einer PFP gehört eine ärztliche Begleitung durch den Hausarzt, ergänzt durch Kontrolltermine beim Augenarzt und eventuell beim Neurologen. Sollte die Genesung des erkrankten Fazialisnervs unter der üblichen Medikation verzögert einsetzen, dann empfehlen wir, die Versorgung um eine therapeutische Verordnung auszuweiten. Dies sollte ein auf diesem Gebiet spezialisierter Therapeut aus den Fachdisziplinen Logopädie oder der Physiotherapie bzw. der Ergotherapie sein.

Therapieinhalte sollten die **Information** und die **Selbstanleitung des Betroffenen** sein. Gegebenenfalls ist die Durchführung einer **neuromuskulären Behandlung** notwendig. Die Gewichtung dieser Bereiche unterliegt dem Regenerationsverlauf und obliegt der Verantwortung des erfahrenen Therapeuten.
Der Aufklärungsbedarf nimmt eingangs erfahrungsgemäß einen großen Raum ein. Wenn der Erkrankte „auf den Weg der Erholung" gebracht ist, kann eine Behandlung in größeren, regelmäßigen Abschnitten ausreichen (Intervalltherapie), um Sicherheit im alltäglichen Umgang mit der PFP zu geben. Trainings und Übungen sollen der aktuellen Erholungsphase angepasst sein, um die Selbstheilung bestmöglich zu unterstützen. Während einer lang anhaltenden paralytischen Phase kann es ausreichen, den Patienten mit Übungen zur Entlastung und Mobilisation des unterversorgten Gesichts- und Halsgewebes zu versorgen.
Neben der medizinischen und logopädisch-therapeutischen Behandlung gehört die psycho-soziale Betreuung als dritte Säule zur Versorgung einer PFP. Angesichts der im Kapitel Klinik beschriebenen psychischen Belastungen des Betroffenen durch die Erkrankung seines Gesichts, darf dieser Bereich in der Gesamtversorgung nicht vergessen werden.

Die periphere Fazialisparese – durch die ICF mehr als eine medizinische Diagnose

„Nach der Diagnose sind Therapien unbedingt notwendig, so lange, bis ein ***angemessen normales Leben*** *für den Patienten möglich ist.“* [I. S.]

Was ist die ICF?

Mit der Verabschiedung der international verbindlichen „International Classification of Functioning, Disability and Health“ (ICF) durch die Weltgesundheitsorganisation (WHO) fand ein Perspektivenwechsel auf Krankheiten und deren Folgen statt. Die ICF beschreibt Erkrankungen nicht nur als Abweichung vom gesunden Zustand durch die Anwendung einer medizinischen Diagnose aus dem ICD-10-Katalog. Erkrankungen werden vielmehr als ein Zusammenspiel bio-psycho-sozialer-Faktoren verstanden und erfasst. Dieses Zusammenwirken stellt sich in folgendem Modell dar:

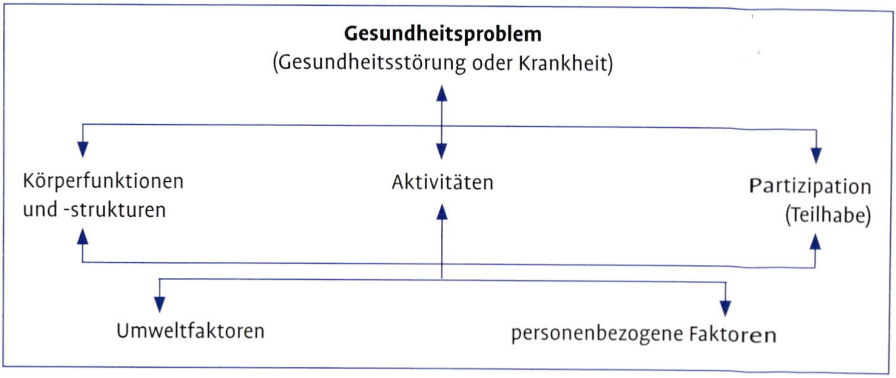

Abb. 24: ICF-Modell der bio-psycho-sozialen Komponenten von Gesundheit und Krankheit (bfarm/DIMDI, 2005: 23)

Innerhalb dieses Modells werden die durch die Erkrankung betroffenen **Körperfunktionen und -strukturen** beschrieben. Darüber hinaus fokussiert es für jeden Betroffenen die **persönlichen Auswirkungen auf seine Aktivitäten** und seine **Teilhabe am gesellschaftlichen Leben (Partizipation).** Um den Grad der Beeinträchtigung von Körperfunktionen und -strukturen, Aktivität und Partizipation in Summe realistisch zu erfassen, spielen

die personenbezogenen Faktoren und die der Umwelt eine verstärkende oder abschwächende Rolle.
Das Modell zeigt ein dynamisches Zusammenspiel innerhalb der Komponenten. Längerfristige Krankheiten bringen laufend Veränderungen sowohl auf der Seite der Körperfunktionen als auch der lebensbezogenen Faktoren mit sich. Die wiederholte Erfassung und Berücksichtigung der individuellen Lebensgestaltung muss in der Praxis der ICF ebenso zum Tragen kommen wie die durch die Krankheit eingeschränkten Funktionen.

Was sind die Ziele der ICF?

Ein Ziel dieser veränderten Sichtweise ist eine **Vereinheitlichung der Sprache** zwischen den verschiedenen Gesundheitsberufen (Ärzte und Therapeuten) und -systemen sowie dem Betroffenen selbst.
Für jeden Faktor des bio-psycho-sozialen Modells existieren detaillierte Items, die entsprechend zusammengestellt und unter Beachtung des Schädigungsgrads codiert werden können. In Summe gibt es in der ICF für alle Komponenten 1454 Items. Da eine individuelle Zusammenstellung dieser Items für jedes Gesundheitsproblem sehr aufwendig wäre, wurden Core-Sets entworfen. Diese ermöglichen eine Vorstrukturierung von Items, die typischerweise bei einer bestimmten Erkrankung zutreffen.
Das Hauptziel der ICF ist es, die bisherige Diagnosestellung der ICD um die krankheitsbedingte Lebenswirklichkeit des Betroffenen zu erweitern. Sie stellt das Gesundheitsproblem letztendlich als **individuellen Krankheitswert** dar.

Welche Bedeutung hat die ICF für die Versorgung der peripheren Fazialisparese?

Die Beschreibung einer Erkrankung mithilfe der ICF ermöglicht die umfassende Darstellung in allen Lebensbereichen, die von der Krankheit beeinflusst sind. Auch die PFP lässt sich so erfassen. In der Praxis bedeutet dies für die Behandlung einer PFP, dass eine entsprechende Umsetzung in der logopädischen Diagnostik und Therapie notwendig ist. Es beeinflusst die Art, Fragen in der Eingangsuntersuchung zu stellen, ein aussagekräftiges Diagnoseinstrument zu wählen und auf dieser Basis die entsprechenden Therapieziele gemeinsam mit dem Betroffenen festzulegen.
Das Anamnesegespräch sollte neben der Erfassung der Krankheitsgeschichte unbedingt die (Umwelt- und personenbezogenen) Faktoren abfragen, die den individuellen Remissionsverlauf positiv beeinflussen können. Genauso wichtig ist es, hindernde Umstände zu kennen und in die Behandlung miteinzubeziehen.

In der Diagnostik muss die Sichtweise des Patienten auf seine Erkrankung denselben Stellenwert haben wie die vom Therapeuten befundeten Funktionseinschränkungen. Die Selbstauskunftsbögen **Facial Disability Index (FDI)** und **Facial Clinimetric Evaluation (FaCE)** sind jeweils für eine Erkrankung des N. facialis erstellt worden. Sie erfragen mehrere Komponenten des bio-psycho-sozialen Modells. Mit dem **Sunnybrook Facial Grading System** hat der Therapeut ein Diagnostikinstrument an der Hand, mit dem er seinerseits die Körperfunktionen und -strukturen erfassen kann. Näheres zu diesen Diagnostikverfahren findet sich im Kapitel zur Therapie.

Die logopädische Behandlung wird durch die Zielsetzung des Klienten geleitet. Ziele sollten für die Bereiche Teilhabe (Partizipation), Aktivitäten und Körperfunktionen formuliert werden. Sowohl die Beratung als auch die Übungen in der Therapie richten sich daran aus. Die Bereiche der Lebensgestaltung (Freizeit, Familie und Beruf) werden miteinbezogen. Themen könnten sein: Unterstützung der Arbeitsfähigkeit, Modifikation der Essenssituation, Hilfestellungen für individuelle Aktivitäten (Musikinstrument, Sport, Entspannungsphasen setzen ...).

„Dank der professionell personenbezogenen Therapiebehandlungen und der verantwortungsbewussten Anteilnahme des Arztes konnte ich ein annähernd normales Leben zurückgewinnen.“ [I. S.]

| Infos und Verbände

Informationen über die periphere Fazialisparese erhalten Betroffene und Fachleute über die Internetseiten der nachfolgend aufgeführten **Fachgesellschaften.** Die angefügten Stichwörter leiten Sie auf der jeweiligen Internetseite zu den gewünschten Informationen.

- Deutsche Gesellschaft für Neurologie e.V. *(Stichworte: idiopathische Fazialisparese/ Bell's Palsy)*
- Deutsche Gesellschaft für Hals-Nasen-Ohren-Heilkunde, Kopf- und Hals-Chirurgie e.V., Bonn *(Stichwort: Fazialisparese)*
- Deutscher Berufsverband der Hals-Nasen-Ohrenärzte e.V. *(Stichwort: Fazialisparese)*
- Deutscher Berufsverband der Hals-Nasen-Ohrenärzte e.V. – HNO-Ärzte im Netz *(Stichwort: Fazialisparese)*
- Bundesverband für Logopädie e.V. – dbl *(Stichwort: Fazialisparese)*

Über die Deutsche Gesellschaft für Neurologie e.V. ist die im Jahr 2022 aktualisierte **Leitlinie der Therapie der idiopathischen Fazialisparese (Bell's Palsy)** erreichbar.

Es gibt verschiedene **Kliniken,** die sich auf Erkrankungen des Fazialisnervs spezialisiert haben. Auf ihren Internetseiten stellen sie Informationen und ihre Behandlungsmöglichkeiten vor. Unter folgenden Stichwörtern sind diese Kliniken zu finden:
Klinikradar Fazialisparese; Fazialiszentrum; Klinik Fazialisparese.

Herauszuheben sind die **privaten Internetseiten,** die unter den Stichworten *Fazialis* bzw. *Fazialis Schweiz* aufrufbar sind. Sie bieten anschauliche und ausführliche Informationen für Betroffene und Fachleute (z.B. anatomische Darstellungen, Behandlungsoptionen, Hilfsmittel für den Alltag, Links, Tipps etc.).

Verschiedene Übungsangebote zu den in diesem Ratgeber empfohlenen **Gesichtsmassagen** zur Regulation und Reduzierung von Spannungszuständen im Gesicht finden Sie im Internet unter den Stichworten *Massage Fazialisparese.*

Broschüren zu mimischem Eigentraining sind über verschiedene Verlage (z.B. Hippocampus Verlag) erhältlich. Bei Unsicherheiten, wann und wie diese eingesetzt werden sollten, halten Sie gerne Rücksprache mit Ihrem Therapeuten bzw. Arzt.

Weitere **Hilfsmittel,** wie Uhrglasverbände, Augentropfen, K-Tape, Nasenstrips erhalten Sie auf Verordnung bzw. Empfehlung Ihres behandelnden Arztes in Apotheken und Drogerien.

Literaturverzeichnis

Arnold, A. (2008). Die idiopathische Fazialisparese. Schweiz Med Forum 8 (20), S. 361–365.

bfarm (2005). ICF. Internationale Klassifikation der Funktionsfähigkeit, Behinderung und Gesundheit. Download von: https://www.bfarm.de/SharedDocs/Downloads/DE/Kodiersysteme/klassifikationen/icf/icfbp2005_zip.html?nn=841246&cms_dlConfirm=true&cms_calledFromDoc=841246 (zuletzt abgerufen am 05.11.2022).

Bisdas, S.; Claassen, H.; Guntinas-Lichius, O.; Jungehülsing, M.; Laskawi, R.; Paulsen, F.; Riemann, R.; Ußmüller, J.; Vogl, T. J. (2009). N. facialis. In M. Reiß (Hrsg.). Facharztwissen HNO-Heilkunde (S. 299–318). Berlin: Springer.

Boenninghaus, H.-G.; Lenarz, T. (2007). Hals-Nasen-Ohren-Heilkunde (13. Aufl.). Heidelberg: Springer.

Buck, M. (2019). Funktionen von Gesicht und Mund, Sprechen, Schlucken und Atmung. In M. Buck; D. Beckers (Hrsg.). PNF in der Praxis. Eine Anleitung in Bildern (8. Aufl.), (S. 321–340). Heidelberg: Springer.

Buck, M.; Beckers, D. (2019). PNF-Grundprinzipien und -Prozeduren. In M. Buck; D. Beckers (Hrsg.). PNF in der Praxis. Eine Anleitung in Bildern (8. Aufl.), (S. 17–36). Heidelberg: Springer.

Bürki, M.; Steiner, J. (2012). Die vermessen(d)e Sprachtherapie: Anmerkungen zu einem adäquaten Rahmen für Wirksamkeit. VHN 3, S. 185–190.

Castillo Morales, R.; Brondo, J. J.; Haberstock, B. (1998). Die Orofaziale Regulationstherapie (2. überarbeitete Aufl.). München: Pflaum.

Dobel, C.; Miltner, W. H. R.; Witte, O. W.; Volk, G. F.; Guntinas-Lichius, O. (2013). Emotionale Auswirkungen einer Fazialisparese. Laryngo-Rhino-Otol (92), S. 9–23.

Düsterhöft, S.; Frank, U. (2011). Das PNF-Konzept. Anwendung in der orofacialen Therapie. In S. Hanne; T. Fritzsche; S. Ott; A. Adelt (Hrsg.). Spektrum Patholinguistik Bd 4 (S. 171–183). Potsdam: Universitätsverlag Potsdam.

Eibl, K. (2019). Neuroanatomische Grundlagen. In K. Eibl (Hrsg.). Sprachtherapie in Neurologie, Geriatrie und Akutrehabilitation (S. 3–28). München: Elsevier.

Eibl, K. (2019). Hirnnervenlähmungen. In K. Eibl (Hrsg.). Sprachtherapie in Neurologie, Geriatrie und Akutrehabilitation (S. 433–452). München: Elsevier.

Eibl, K. (2019). Idiopathische periphere Fazialisparese. In K. Eibl (Hrsg.). Fallbuch Sprachtherapie Neurologie, Geriatrie und Akutrehabilitation (S. 245–255). München: Elsevier.

Eichel, H. W. (2021). HNO-Heilkunde, Phoniatrie und Pädaudiologie für Sprachtherapeuten (2. Aufl.). München: Elsevier.

Ernst, A; Herzog, M.; Seidl, R. O.; Kiening, K. L.; Unterberg, A.; Thomale, U.-W. (2004). Diagnostik der Verletzungen des N. facialis. In A. Ernst; M. Herzog; R. Seidl (Hrsg.). Traumatologie des Kopf-Hals-Bereichs (S. 64–68). Stuttgart: Thieme.

Galileo (2020). Klein, aber kräftig: Das ist der stärkste Muskel in deinem Körper. Online unter: https://www.galileo.tv/life/klein-aber-kraeftig-das-ist-der-staerkste-muskel-in-deinem-koerper/ (zuletzt abgerufen am 05.11.2022).

Grötzbach, H.; Hollenweger Haskell, J.; Iven, C. (2014). Einführung in die ICF. In H. Grötzbach; J. Hollenweger Haskell; C. Iven (Hrsg.). ICF und ICF-CY in der Sprachtherapie. Umsetzung und Anwendung in der logopädischen Praxis (2., aktualisierte und überarbeitete Aufl.), (S. 11–26). Idstein: Schulz-Kirchner.

Guntinas-Lichius, O.; Finkensieper, M. (2015). Grading. In O. Guntinas-Lichius; B. Schaitkin (Hrsg.). Facial Nerve Disorders and Diseases: Diagnosis and Management (S. 94–109). Stuttgart: Thieme.

Heckmann, J. G.; Urban, P. P.; Pitz, S.; Guntinas-Lichius, O.; Gágyor, I. (2019). The diagnosis and treatment of idiopathic facial paresis (Bell's palsy). Deutsches Ärzteblatt International 116, S. 692–702.

Heckmann, J. G. et al. (2022). Therapie der idiopathischen Fazialisparese (Bell's palsy), S2k-Leitlinie. In Deutsche Gesellschaft für Neurologie (Hrsg.). Leitlinien für Diagnostik und Therapie für Neurologie. Online unter: https://www.dgn.org/leitlinien (zuletzt abgerufen am 02.11.2022).

Hotzenköcherle, S. (2022). Tipps für Betroffene. Online unter: https://www.fazialisparese.ch/infos-f%C3%BCr-patienten/tipps-f%C3%BCr-betroffene/ (zuletzt abgerufen am: 05.11.2022).

Hotzenköcherle, S. (2022). Praktisches für den Alltag. Online unter: https://www.fazialisparese.ch/infos-f%C3%BCr-patienten/praktisches-f%C3%BCr-den-alltag/ (zuletzt abgerufen am: 05.11.2022).

Jakobsen, D.; Sticher, H. (2015). Behandlung des Gesichts – mehr als mimische Übungen. In R. Nusser-Müller-Busch (Hrsg.). Die Therapie des Facio-Oralen Trakts – F.O.T.T nach Kay Coombes (4. Aufl.), (S. 159–176). Berlin: Springer.

Jaspert-Grehl, A. (2021). N. facialis (N. VIII). In H. Grehl; F. Reinhardt (Hrsg.). Checkliste Neurologie (7. Aufl.), (S. 677–681). Stuttgart: Thieme.

Kehrer, A. (2022). Formen der Fazialisparese. Online unter: https://www.fazialis.de/de/gesichtslaehmung/formen/ (zuletzt abgerufen: 05.11.2022).

Kohlmann, S. (2019). 17 Muskeln für ein Lächeln. Online unter: https://www.badische-zeitung.de/17-muskeln-fuer-ein-laecheln--165855707.html (zuletzt abgerufen am 04.11.2022).

Korntheuer, P; Gumpert, M.; Vogt, S. (2014). Anamneseerhebung in der Sprachtherapie – Grundlagen. In P. Korntheuer; M. Gumpert; S. Vogt (Hrsg.). Anamnese in der Sprachtherapie (S. 13–34). München: Ernst Reinhardt Verlag.

Kreutzer, R. (2015). taping. Wirksame Selbsthilfe bei Schmerzen und Sportverletzungen. Berlin: KVM-Medizinverlag.

Münch, G. (2021). Die Manuelle Stimmtherapie (MST), eine Therapie, die berührt. Kompendium der manuellen Techniken zur Behandlung von Dystonien im Einflussbereich von Atem, Artikulation, Schlucken und Stimme (3., unveränderte Aufl.). Idstein: Schulz-Kirchner.

Novafon GmbH (2022). Infobroschüre für Selbstanwender. Download von: https://novafon.com/media/pdf/b3/4d/e3/Infobrosch-re-Selbstanwender.pdf (zuletzt abgerufen am 05.11.2022).

Novafon GmbH (2022). Anwendungshinweise und Kontraindikationen. Online unter: https://novafon.com/de/kontraindikationen (zuletzt abgerufen am 05.11.2022).

Novafon (2022). Historie. Online unter: https://novafon.com/de/historie (zuletzt abgerufen am 05.11.2022).

Nusser-Müller-Busch, R. (2015). Konsensusempfehlungen zur F.O.T.T. In R. Nusser-Müller-Busch (Hrsg.). Die Therapie des Facio-Oralen Trakts – F.O.T.T. nach Kay Coombes (4. Aufl.), (S. 31–38). Berlin: Springer.

Peitersen, E. (2002). Bell's Palsy: The Spontaneous Course of 2,500 Peripheral Facial Nerve Palsies of Different Etiologies. Acta Otolaryngol (549), S. 4–30.

Probst, R. (2008). Nervus facialis. In R. Probst; G. Grevers; H. Iro (Hrsg.). Hals-Nasen-Ohren-Heilkunde (3. korrigierte und aktualisierte Aufl.), (S. 263–268). Stuttgart: Thieme.

Repitsch, C. A.; Volk, G. F. (2021). Funktionelle Elektrostimulation bei Fazialisparese. In T. Schick (Hrsg.). Funktionelle Elektrostimulation in der Neurorehabilitation (S. 163–180). Berlin: Springer.

RKI (2022). Aufklärungsmerkblatt. Schutzimpfung gegen COVID-19 (Corona Virus Disease 2019) – mit mRNA-Impfstoffen. Online unter: https://www.rki.de/DE/Content/Infekt/Impfen/Materialien/Downloads-COVID-19/Aufklaerungsbogen-de.pdf?__blob=publicationFile (zuletzt abgerufen am 05.11.2022).

Roth, R. (2011). Senso-Taping. Grundlagen. Anlagetechnik. Anwendungen. Marburg: KVM-Medizinverlag.

Schick, T. (2021). Einführung und Geschichte der Funktionellen Elektrostimulation. In T. Schick (Hrsg.). Funktionelle Elektrostimulation in der Neurorehabilitation (S. 1–8). Berlin: Springer.

Schindelmeiser, J. (2016). Neurologie für Sprachtherapeuten (3. Aufl.). München: Elsevier.

Schindelmeiser, J. (2021). Anatomie und Physiologie für Sprachtherapeuten (5. Aufl.). München: Elsevier.

Schmeißer, M.; Schumann, S. (2020). Kurzlehrbuch Neuroanatomie (2., vollständig überarbeitete Aufl.). Stuttgart: Thieme.

Schünke, M.; Schulte, E.; Schumacher, U.; Voll, M.; Wesker, K. (2018). Prometheus. Lernatlas der Anatomie. Kopf, Hals und Neuroanatomie (5. Aufl.). Stuttgart: Thieme.

Thurnher, D.; Grasl, M. Ch.; Erovic, B. M.; Lercher, P. (2011). HNO-Heilkunde. Ein symptomorientiertes Lehrbuch. Wien: Springer.

Trepel, M. (2017). Neuroanatomie. Struktur und Funktion (7. Aufl.). Elsevier: München.

Volk, G. F.; Finkensieper, M.; Guntinas-Lichius, O. (2014). EMG Biofeedback Training zuhause zur Therapie der Defektheilung bei chronischer Fazialisparese. Laryngo-Rhino-Otol 93, S. 15–24.
Vrabec, J. T. (2014). Medical Treatment of Bell Palsy. In W. H. Slattery III; B. Azizzadeh (Hrsg.). The Facial Nerve (S. 81–88). New York: Thieme.
Winter, R.; Bischoff, B. (2019). Neurologie für Sprachtherapeuten. Berlin: Springer.